KATRIN KOELLE

Das tut dem
Magen gut

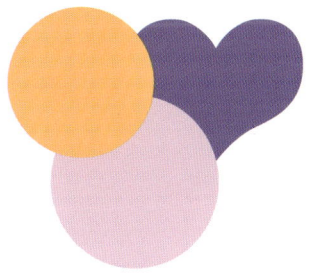

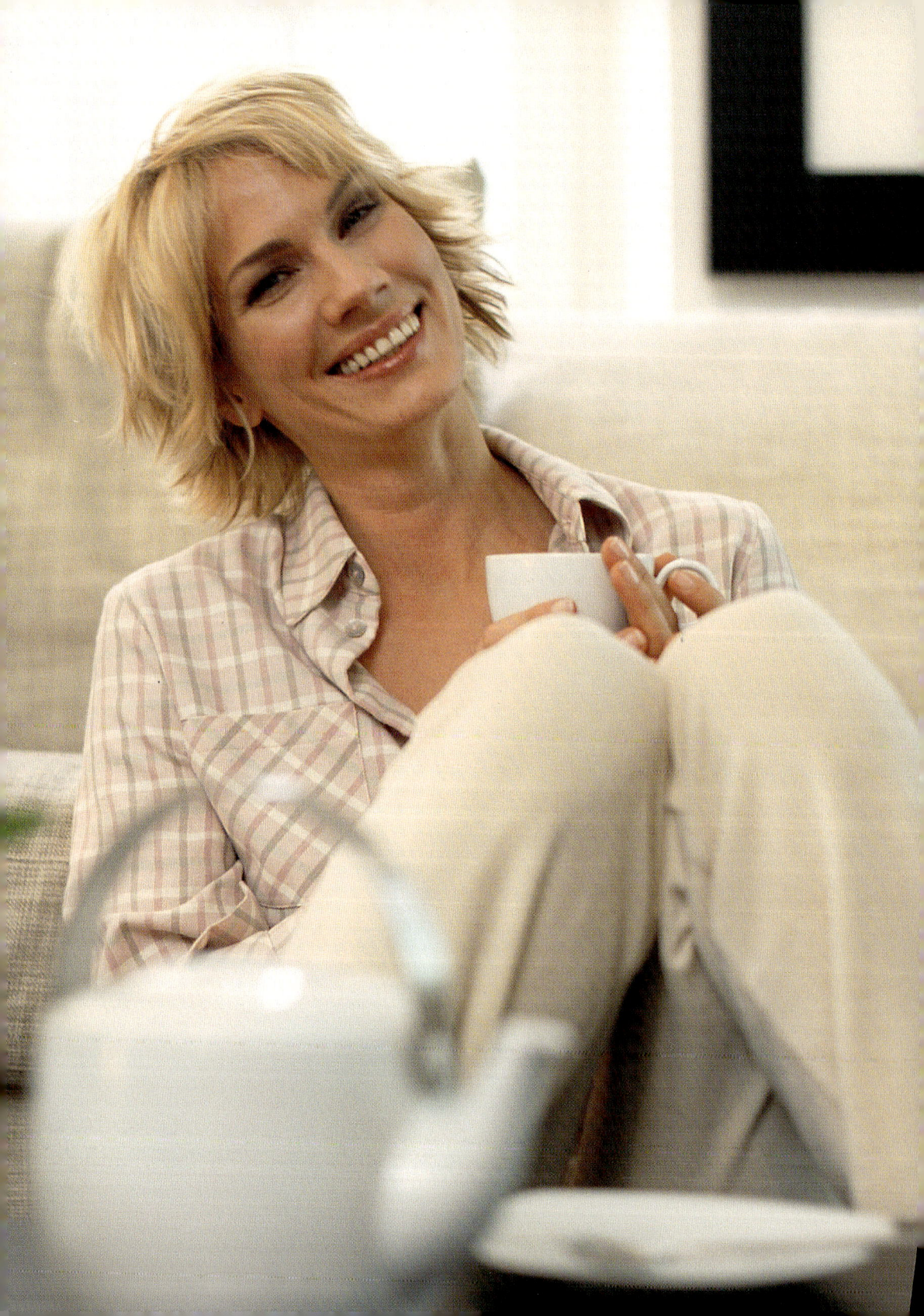

KATRIN KOELLE

Das tut dem Magen gut

Natürlich
vorbeugen –
sanft
behandeln

Inhalt

7 Wenn der Magen sauer wird: Sodbrennen

8 Zum Einstieg: So funktioniert ein gesunder Magen

11 So entstehen Störungen und Erkrankungen

27 Wenn der Magen brennt: Reizmagen & Gastritis

28 Erkrankungen des Magens

30 Reizmagen: eine funktionelle Störung

35 Gastritis: die Entzündung der Schleimhaut

45 Magenkrebs als Spätfolge von Magenerkrankungen

49 Sanfte Heilung für den Magen

50 So helfen Sie sich selbst bei akuten Beschwerden

52 Das hilft bei akutem Sodbrennen

56 Das hilft bei akuten Magenschmerzen

61 Erste Hilfe bei Übelkeit und Erbrechen

66 Das hilft bei seelisch bedingten Magenbeschwerden

73 Gesund genießen – magenfreundlich leben

74 In Maßen schlemmen statt verzichten

79 Obst & Gemüse als Magenmedizin

85 Wie viel Fleisch tut dem Magen gut?

87 Gewürze: gut für Gaumen und Magen

88 So können Sie Sodbrennen vermeiden

93 Nützliche Adressen

93 Internet-Adressen

93 Literaturtipps

94 Register

95 Autorin

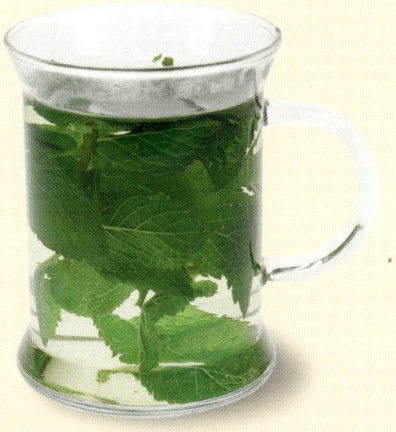

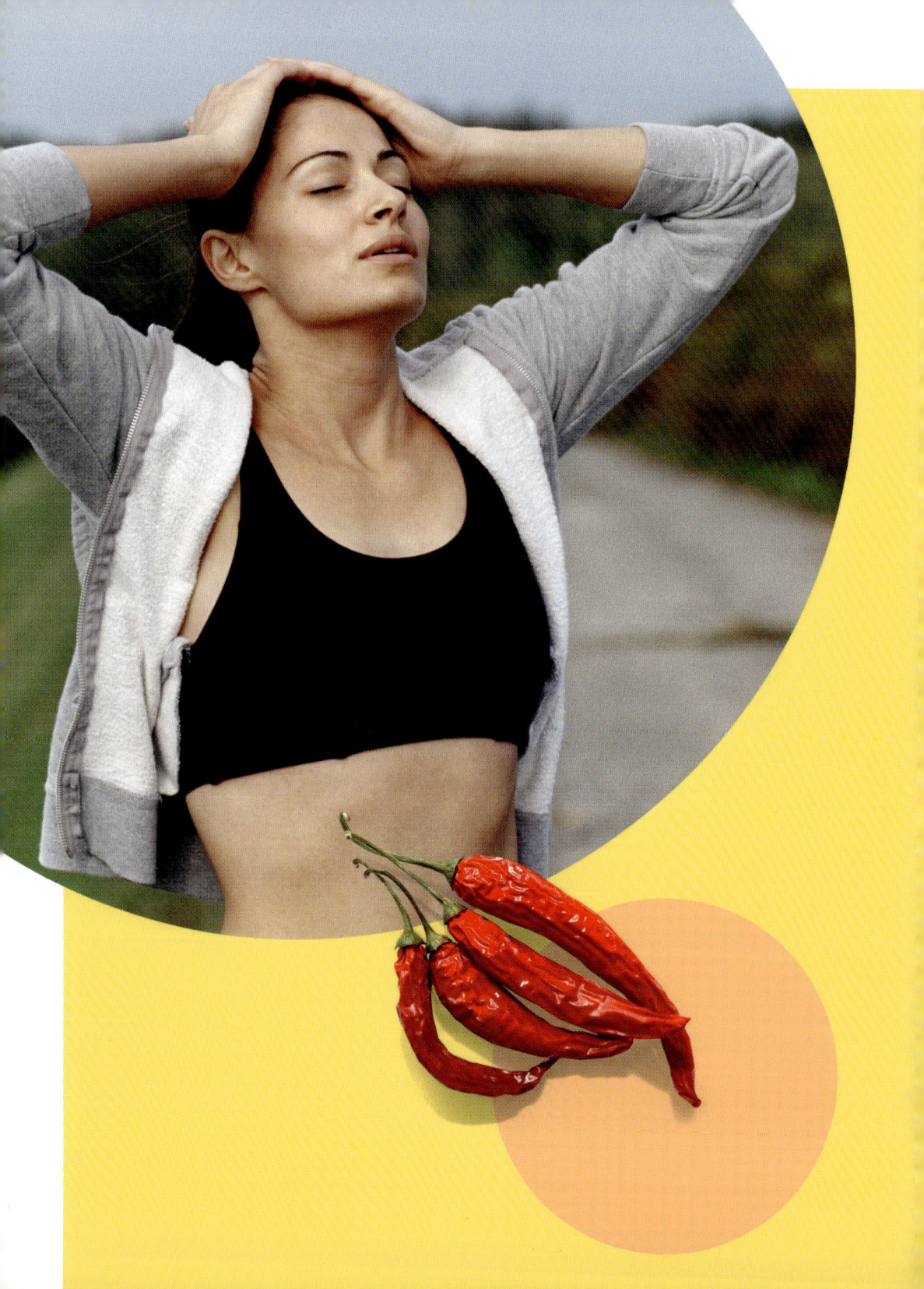

Wenn der Magen sauer wird:
Sodbrennen

Zum Einstieg: So funktioniert ein gesunder Magen

Wenn wir sagen, jemand hat einen Magen wie ein Pferd, meinen wir: Dieser Mensch verträgt alles und in praktisch jeder Menge. Die Regel ist das jedoch nicht. Unser Magen ist zwar ein sehr dehnbares Organ, aber bei etwa 2,5 Litern Inhalt ist normalerweise seine Kapazität erreicht. Das ist allerdings eine gar nicht so geringe Menge, sie entspricht etwa 2,5 Kilogramm fester Nahrung! Kaum jemand erreicht diese Obergrenze bei einer durchschnittlichen Mahlzeit; man muss schon sehr »zuschlagen«, um seinen Magen so zu füllen. Allerdings ist das Organ Magen durchaus anpassungsfähig. Man kann es dehnen und daran gewöhnen, dass es regelmäßig prall gefüllt wird. Umgekehrt funktioniert diese Regel zum Glück auch: Isst man über einen längeren Zeitraum kleinere Mengen, zieht sich der Muskel wieder zusammen. Echten Hunger spüren wir und wir können ihn auch hören, denn meistens signalisiert uns der Magen mit einem vernehmlichen »Knurren«, dass er leer ist und Nachschub braucht. Zustande kommt dieses Signal so: Der Magen zieht sich zusammen und presst dadurch Luft durch den Magenausgang in den Darm. Die grummelnden Geräusche entstehen also sowohl im Magen als auch im Darm. Selbst wer sonst eher Schwierigkeiten hat, Sättigung und Hunger bewusst wahrzunehmen, wird spätestens durch dieses Magenknurren daran erinnert, dass es Essenszeit ist.

Was der Magen aus unserer Nahrung macht

• Wenn unser Magen lautstark knurrt, stellen wir ihn ruhig und geben ihm etwas zu tun, indem wir Nahrung zu uns nehmen. Schon beim Gedanken an ein Essen, das wir mögen, läuft uns buchstäblich das Wasser im Mund zusammen – kurzum, es bildet sich vermehrt Speichel. Das wiederum signalisiert den Drüsen im Magen, dass sie mit der Produktion von Verdauungssäften beginnen sollen.

- Der Magen macht sich bereit für seine Hauptaufgabe: Er ist eine Art Zuarbeiter für die Verwertung der Nahrung im Darm und gewissermaßen ein Zwischenspeicher für den Speisebrei. Dieser Brei entsteht dadurch, dass wir die Nahrung zerkauen und durch die Speiseröhre herunterschlucken.

Die Zersetzung der Nahrung

- Ist die Nahrung im Magen angelangt, beginnt ein wichtiger Prozess: Der Magensaft, bestehend vor allem aus Salzsäure und dem Enzym Pepsin, zersetzt die noch relativ großen Nahrungsbrocken und bereitet sie so darauf vor, durch den Magenausgang – den sogenannten Pförtner – in den Dünndarm zur weiteren Verarbeitung zu wandern.
- Pepsin spaltet Nahrungseiweiße so auf, dass sie später im Darm in Aminosäuren zerlegt und optimal für den Körper verwertbar gemacht werden können. Wie lange das Enzym und die Säure dazu brauchen, die Speisen so weit zu zerkleinern, hängt besonders von deren Fettgehalt ab.
- Warum ist das so? Ganz einfach: Der Magenausgang ist so »programmiert«, dass er den Speisebrei nur nach und nach an den Dünndarm weitergibt, also portionsweise. Erst wenn dort vorverdaut wurde, kommt der nächste »Schub« – da aber die Fettverdauung besonders langsam vonstatten geht, liegt fettes Essen entsprechend lange und schwer im Magen. Wir bleiben dadurch auch relativ lange satt, allerdings hat das seinen Preis: Fette Speisen können den Magen auch überlasten und ihn krank machen.
- Besteht unsere Mahlzeit hingegen aus viel Stärke, geht der Transport durch den Pförtner weitaus flotter vonstatten. Mit dem Effekt, dass wir auch schneller wieder Hungergefühle

verspüren. Wobei der Magen selten völlig leer ist – wieder wirklich »nüchtern« ist man erst rund zwölf Stunden nach der letzten Mahlzeit.

Die Magenbewegungen

- Im Magen sorgen die Kontraktionen der Magenmuskeln dafür, dass alles Geschluckte gut vermischt und weitertransportiert wird. Dazu ziehen sich die Muskeln von oben nach unten nacheinander zusammen – in der medizinischen Fachsprache heißt das »Peristaltik«. Dies findet auch nachts statt, während wir schlafen. Langsam, aber zuverlässig produziert der Magen rund um die Uhr Säfte und sorgt so dafür, dass das Organ jederzeit intakt und arbeitsbereit bleibt.
- Da die sogenannte Ruheperistaltik nicht zuletzt eine Art Reinemachen bedeutet, macht die alte Regel durchaus Sinn, dass man spätabends keine schwere Kost mehr zu sich nehmen soll. Nur dann bleibt dem Magen genug Spielraum fürs »Putzen« und Durchspülen. Ganz abgesehen davon, dass ein allzu voller Bauch den Schlaf empfindlich stören kann.

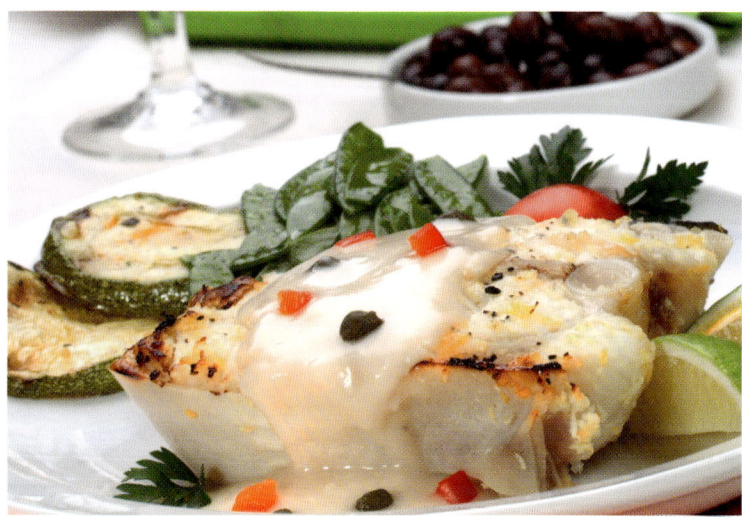

Etwas Gutes für Ihren Magen können Sie tun, wenn Sie abends eher leichte Kost wie Fisch oder gedünstetes Gemüse zu sich nehmen. Denn: »Ein voller Bauch schläft nicht gern!«

So entstehen Störungen und Erkrankungen

Die Salzsäure, eine ja an sich hoch aggressive, ätzende Substanz, schadet unserem Magen normalerweise nicht. Im Gegenteil: Das Organ selbst kommt mit der Säure gar nicht in Berührung, sie erfüllt nur ihre durchaus segensreiche Aufgabe, nämlich die, Nahrungsbrocken zu zersetzen. Denn der Magen ist an seinen Innenwänden mit einer schützenden Schleimhaut ausgekleidet, die so beschaffen ist, dass die Salzsäure sie nicht schädigen kann. Es besteht also ein gesundes Gleichgewicht, das jedoch nicht unempfindlich ist und entgleisen kann.

»Löchrige« Schleimhaut

Wird die Magenschleimhaut beschädigt und geschwächt, kann die Säure eben sehr wohl Schaden anrichten. Genau das ist auch die Ursache der meisten Beschwerden und Erkrankungen des Magens. Denn sobald die Schleimhaut aus irgendeinem Grund »Löcher« bekommt und für die Säure zugänglich wird, fehlt natürlich ein wichtiger Schutzfaktor. Aber auch dann, wenn der Übergang von Speiseröhre zum Magen nicht mehr »ganz dicht ist«, kommt es zu Störungen.

Typische Symptome bei Sodbrennen

Manche Beschwerden, die bei einer sogenannten Refluxkrankheit (das ist der Rückfluss von Magensäure in die Speiseröhre) auftreten, sind den Symptomen eines Herzinfarkts verblüffend ähnlich. Zum Glück stellt sich dann aber bei Untersuchungen meist recht schnell heraus, dass in Wahrheit die Magensäure schuld ist und nicht das Herz.

Die häufigsten Anzeichen für eine Refluxerkrankung sind:
- saures und häufiges Aufstoßen
- morgendliche Heiserkeit
- Kehlkopfentzündungen
- unangenehmes Druckgefühl und Schmerzen hinter dem Brustbein
- Erbrechen
- krampfartige Oberbauchschmerzen
- Entzündungen der Speiseröhre mit entsprechenden Schmerzen beim Schlucken
- häufige Lungenentzündungen, verbunden mit Asthmaanfällen
- Zunahme der Beschwerden im Liegen und beim Nach-vorn-Beugen; manchmal fließt die Magensäure sogar in Nase und Lunge.

So kommt es zu Sodbrennen

Mediziner schätzen, dass etwa jeder zweite von uns zumindest gelegentlich oder gar regelmäßig unter dem sogenannten Sodbrennen leidet. Ein sehr anschauliches Wort, denn immer verursacht das Aufsteigen von saurem Mageninhalt und Säure durch die Speiseröhre tatsächlich ein brennendes Gefühl in der Kehle. Die meisten Betroffenen empfinden es zwar als lästig und unangenehm, halten es aber für eher harmlos.

Häufig ist es das auch, aber auf die Dauer bleibt es nicht so. Man nennt diese Störung in der Fachsprache auch »Refluxkrankheit«, was so viel bedeutet wie »Rückflusskrankheit« – ein ebenfalls ausgesprochen bildlicher Ausdruck, denn hinter Sodbrennen steckt folgender Mechanismus: Normalerweise ist der Magen so gebaut, dass ein ringförmiger Muskel am Mageneingang den Magen zur Speiseröhre hin fest verschließt. So ist die Speiseröhre eine Art Einbahnstraße, durch die Nahrung nach unten rutschen kann, umgekehrt ist die Passage in der Regel versperrt.

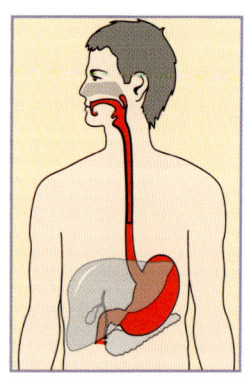

Sodbrennen: Hierbei fließt Salzsäure oder mit ihr vermischter Mageninhalt in die Speiseröhre hinauf.

Anatomie von Speiseröhre und Magen

In der unten stehenden Grafik erkennt man den Weg, den Nahrung, Getränke, Speichel und Luft von unserem Mund aus nach dem Herunterschlucken antreten:

- Durch die Speiseröhre, einen Muskelschlauch, gelangt feste und flüssige Nahrung vom Mund in den Magen.

- Das Zwerchfell ist ein starker Atemmuskel, der sich rund 15 000-mal am Tag bewegt und den Brustkorb vom Bauchraum trennt. Am Übergang der Speiseröhre in den Magen gibt es eine sogenannte Hochdruckzone, die wie ein Ventil arbeitet: Der Schließmuskel hier öffnet sich bei jedem Schlucken sekundenlang.

- Der Magen selbst ist in fünf Bereiche unterteilt, und zwar in den oberen Magen – auch Magenmund oder Kardia genannt –, in den Magenboden bzw. Fundus, den Magenkörper bzw. Korpus, die Magenhöhle bzw. Antrum und schließlich den Übergang zum Dünndarm, den »Pförtner« bzw. Pylorus.

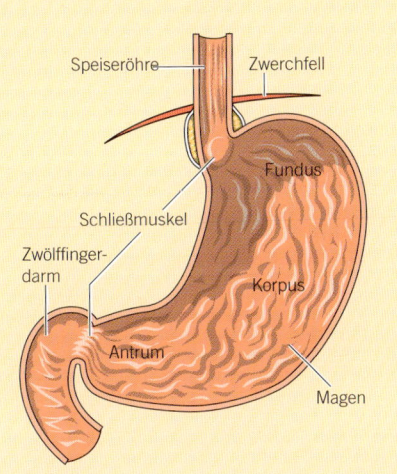

Reflux: Wenn der Verschluss undicht wird

Doch es gibt bekanntlich keine Regel ohne Ausnahme: Der Schließmuskel, diese fest verschlossene Passage, kann auch umgekehrt durchlässig werden. Dann kommt es zu einem Rückfluss, dem Reflux. Die Ursachen können unterschiedlich sein, und je nach Art dieser Ursache kann es manchmal bereits genügen, seine Ernährungs- und Lebensweise umzustellen, um das unangenehme Leiden wieder loszuwerden.

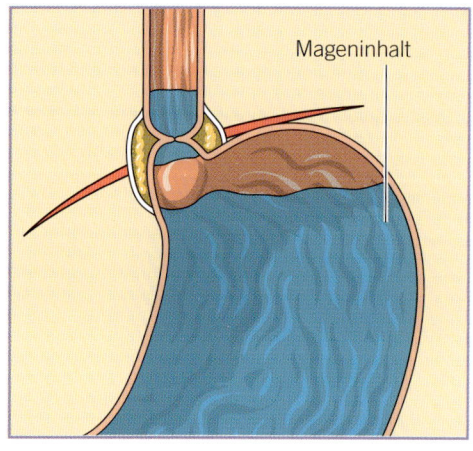

Mageninhalt

Liegt ein sogenannter Zwerchfellbruch vor – also eine Vergrößerung der Lücke im Zwerchfell (rot), durch die die Speiseröhre führt –, kann Mageninhalt (blau) auch nach oben steigen.

- Einen möglichen Grund für seine Beschwerden hat gefunden, wer weiß: Starkes Übergewicht kann dazu führen, dass das Fett in der Bauchhöhle den Magen zusammendrückt. Es entsteht ein erhöhter Druck im Magen und sein Inhalt kann deshalb leicht die Speiseröhre hinaufgepresst werden.
- Einen ganz ähnlichen, allerdings natürlichen und keineswegs krankhaften Grund hat das bei Schwangeren nicht seltene Sodbrennen: Hier erhöht die sich vergrößernde Gebärmutter den Druck im Bauchraum und hat dadurch den gleichen Effekt wie ein starkes Übergewicht.

Bei werdenden Müttern erledigt sich das Problem spätestens mit der Geburt ihres Babys; bei Übergewichtigen hilft hingegen nur der Abbau von überzähligen Pfunden. Das allein könnte ihre Beschwerden mindern und schließlich – mit Erreichen des Normalgewichts – ganz beseitigen. Aber leider gilt für entsprechend Veranlagte: Auch wenige Kilogramm zu viel können bereits Sodbrennen verursachen.

Body-Mass-Index und Sodbrennen

Zumindest bei Frauen konnten Forscher nachweisen, dass ein direkter Zusammenhang zwischen Refluxbeschwerden und Körpergewicht besteht. Je höher das Gewicht, desto häufiger das Sodbrennen.

Eine BMI-Studie

US-amerikanische Wissenschaftler der Universität Boston haben in einer Studie mit 10 545 Frauen folgende erstaunliche Fakten herausgefunden: Im Vergleich zu Frauen mit einem Body-Mass-Index (BMI, siehe S. 78) zwischen 20 und 22,4 lag bei Frauen mit einem BMI unter 20 die Rate der von Sodbrennen Betroffenen um 33 Prozent niedriger. Mit steigendem BMI stieg auch die Rate von Frauen mit häufigen Refluxsymptomen im Vergleich zur Referenzgruppe, und zwar:

- bei einem BMI von 22,5 bis 24,9 um 38 Prozent;
- bei einem BMI von 25 bis 27,4 um 120 Prozent;
- bei einem BMI von 27,5 bis 29,9 um 143 Prozent;
- bei einem BMI ab 30 bis 34,9 (bedeutet Übergewicht) erhöhten sich die Beschwerden um satte 192 Prozent;
- bei einem BMI über 35 (starkes Übergewicht/Fettsucht) waren es sogar 193 Prozent.

In der Studie wurden zudem Daten von Frauen analysiert, die in einem Zeitraum von 14 Jahren stark zu- oder abgenommen hatten. Und auch hier bestätigte sich:
Die Frauen, deren BMI in dieser Zeit um 3,5 stieg, waren im Vergleich zu Frauen mit gleichbleibendem BMI mehr als doppelt so oft betroffen. Eindeutiges ergab außerdem die Gegenprobe: Frauen, die ihren BMI um 3,5 reduziert – also abgenommen – hatten, wurden im Vergleich zu denjenigen, die ihr Gewicht gehalten hatten, rund 40 Prozent seltener von Sodbrennen geplagt.

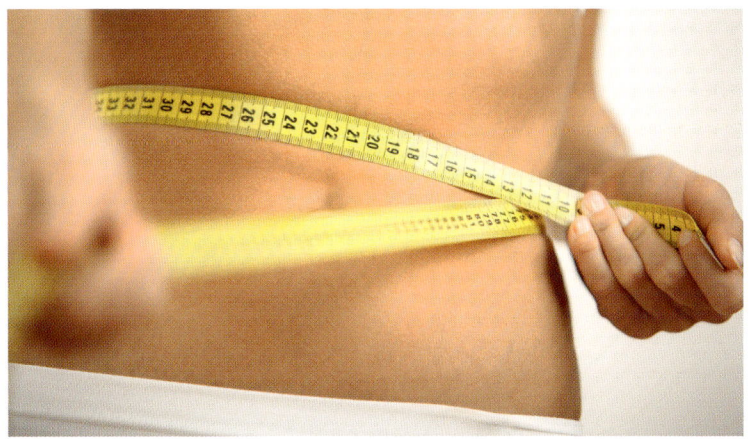

Etwas Gutes für Ihren Magen können Sie tun, indem Sie auf Ihr Gewicht achten. Denn Übergewicht ist eine häufige Ursache von Sodbrennen.

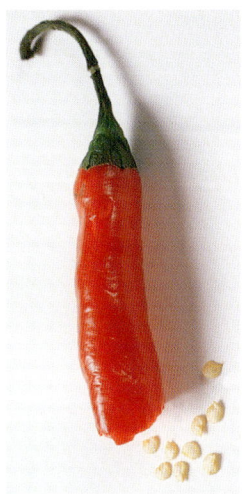

Etwas Gutes für Ihren Magen können Sie tun, wenn Sie bei empfindlichem Magen auf allzu scharfe Sachen verzichten. Chili & Co. führen zu gesteigerter Magensäureproduktion, die Beschwerden verursachen kann.

Andere häufige Ursachen für einen Reflux

Zwerchfellbruch (Zwerchfellhernie)

Im Lauf unseres Lebens lässt die Schließkraft des Muskels am Mageneingang häufig nach, sodass sich dieses Ventil in Richtung Brustkorb verschiebt – ein sogenannter Zwerchfellbruch entsteht (die Lücke im Zwerchfell vergrößert sich). Das muss nicht zu Beschwerden führen: Etwa 90 Prozent aller Erwachsenen haben einen solchen Bruch und spüren nichts davon. Selbst ein großer Bruch kann völlig unbemerkt bleiben, während bei sehr empfindlichen Menschen schon ein eher kleiner Zwerchfellbruch zu heftigem Sodbrennen führt. Ist das der Fall und stellt der Arzt einen solchen Bruch fest – in der Regel kann er das mit Hilfe von Magenspiegelung und/oder Röntgen – kommt es auf die Schwere der auch »Hiatushernie« genannten Erkrankung an. Nur in extremen Fällen, wenn sich beispielsweise sogar Teile des Magens in den Brustkorb verlagern, wird der Arzt eine Operation für unumgänglich halten.

Schlechte Pumpleistung

Auch eine Störung der Pumpfunktion kann zu einer Refluxerkrankung führen.Der Muskel der Speiseröhre ist dann nicht mehr in der Lage, eventuell aufsteigende Magensäure zurück in den Magen zu pumpen, weil der Schließmuskel geschwächt ist.

Zu viel Säure plagt den Magen

Nicht selten ist es aber auch so, dass unser Magen einfach zu große Mengen der an und für sich nützlichen Magensäure produziert. Kommt dazu dann noch eine Schwächung des Schließmuskels, sind starke Beschwerden vorprogrammiert. Eine solche Überproduktion entsteht in aller Regel durch einen oder mehrere der folgenden Faktoren:

- seelischer Stress, Konflikte, Kummer und Depressionen
- zu hastiges Essen und mangelndes Kauen
- zu schweres, fettreiches und reichliches Essen
- sehr scharfes Essen
- übergroßer Konsum von Kohlensäure, Koffein und säurereichem Wein sowie Sekt
- Alkohol in größeren Mengen und zu häufig genossen
- Nikotin bzw. Rauchen

In manchen Fällen können auch Gallensäuren und sogenanntes Lysolecithin in den Magen gelangen. Diese Säuren befinden sich normalerweise im Zwölffingerdarm – können aber bei einer Schwäche des Pförtners, des Schließmuskels, der Magen und Darm trennt, ebenfalls aufsteigen. Dann können sie dort die Schleimhaut angreifen bzw. zerstören und zellschädigend wirken.

Wann Sie mit Sodbrennen zum Arzt müssen

Wer häufiger als etwa fünfmal im Monat über Sodbrennen klagt und sehr belastende zusätzliche Beschwerden wie Schmerzen, Erbrechen u. Ä. hat, sollte vom Arzt die Gründe abklären lassen. Er wird eventuell nötige weitere Untersuchungen wie z. B. eine Magenspiegelung (Gastroskopie) veranlassen.

Dabei führt der Arzt über die Speiseröhre ein Gastroskop (eine flexible Kameraoptik) bis in den Magen, eventuell auch bis in den Zwölffingerdarm ein. Die dabei zu sehenden Bilder geben ihm Aufschluss über die Art der Erkrankung. Viele Patienten fürchten sich vor einer Magenspiegelung, weil der Schluckreflex für wenige Minuten fast vollständig unterdrückt werden muss. Ihr Rachen wird dabei aber mit einem speziellen Spray betäubt, was das Ganze wesentlich leichter macht, und auf Wunsch können Sie

Etwas Gutes für Ihren Magen tun Sie, indem Sie rechtzeitig zum Arzt gehen und Ihre Beschwerden mittels einer Magenspiegelung (Gastroskopie) abklären lassen.

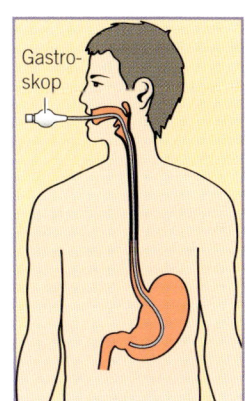

sich auch eine Beruhigungsspritze geben lassen, sodass Sie nur wenig von dieser Untersuchung mitbekommen.

Wichtig: Ein Alarmzeichen kann es sein, wenn man sehr plötzlich heftiges Sodbrennen verbunden mit Schmerzen hat: Eben wegen der bereits oben erwähnten Ähnlichkeit solcher Symptome mit denen eines Herzinfarkts könnte im Einzelfall auch ein Notfall vorliegen.

Andere Magenuntersuchungen

Abgesehen von der Gastroskopie hat ein Gastroenterologe (Facharzt für Magen-Darm-Erkrankungen) noch weitere Möglichkeiten, genau abzuklären, ob Ihr Magen zu viel Säure produziert, woran das liegt und welche Folgen das schon hatte oder haben könnte.

• Mit Hilfe der sogenannten pH-Metrie lässt sich z.B. nachweisen, ob aggressiv saurer Magensaft in den unteren Teil der Speiseröhre gelangt. Diese Methode ist relativ aufwendig für den Patienten, aber zuverlässig: Für die Zeit der Messwertaufzeichnung wird ein dünner Plastikschlauch (Katheter) mit bis zu zwei Säuremesspunkten über die Nase eingeführt und bis in die Speiseröhre vorgeschoben. Ein Aufzeichnungsgerät misst über die folgenden 24 Stunden bis zu 15-mal pro Minute den pH-Wert (Säuregrad) in Speiseröhre und Magen.

• Eine andere Methode ist die Manometrie, bei der der Druck in der Speiseröhre gemessen wird. Auch hier führt der Arzt einen Katheter über die Speiseröhre bis in den Magen ein, zieht ihn aber dann Zentimeter für Zentimeter zurück. Auf diese Weise lässt sich genau messen, wie gut der Schließmuskel und auch die Speiseröhre selbst funktionieren.

• Röntgen ist das Mittel der Wahl, wenn alle anderen Methoden keinen Befund bringen, aber die Beschwerden eindeutig auf einen Reflux bzw. eine zu hohe Magensäureproduktion hinweisen. Vor allem ein Zwerchfellbruch, der oft schwer erkennbar ist, lässt sich so meist gut feststellen. Man schluckt dazu ein Kontrastmittel und liegt bei der kurzen Durchleuchtung mit dem Kopf leicht nach unten. So zeigt sich bei der Aufnahme sofort, ob das Kontrastmittel aus dem Magen in die Speiseröhre fließt, wie es bei einem undichten Schließmuskel bzw. einem Zwerchfellbruch meist der Fall ist.

Wie harmlos ist Sodbrennen eigentlich?

Solange es nur zu gelegentlichen Beschwerden kommt und das insgesamt auch in großen Zeitabschnitten, muss man sich normalerweise keine Gedanken machen. Doch anders sieht es aus, wenn chronische Beschwerden bestehen. Aus gutem Grund betonen Experten immer wieder: Sodbrennen ist nicht nur unangenehm, es kann auch gefährlich werden, wenn man es unbehandelt als lästiges, aber scheinbar unvermeidliches Übel hinnimmt. Denn auf Dauer kann die Magensäure die Speiseröhrenschleimhaut schädigen und Entzündungen oder Gewebedefekte verursachen. Es kann dann zu Schluckbeschwerden, aber auch zu Blutungen oder Schmerzen bis in den Rücken hinein kommen. In letzter Konsequenz droht als Spätfolge Speiseröhrenkrebs. Denn die Magensäure verändert auf Dauer die Speiseröhrenschleimhaut: Es bilden sich Geschwüre oder Verengungen, die schließlich zu bösartigen Zellveränderungen führen können.

Speiseröhrenkrebs als Säurespätfolge

In den USA hat sich die Zahl der Neuerkrankungen an dieser Krebsart in den letzten 30 Jahren verdreifacht. Grund genug für Wissenschaftler der Universität Texas, die Zusammenhänge von Refluxkrankheit und Speiseröhrenkrebs genauer zu untersuchen. Das Ergebnis der Forschungen ist eindeutig: Die permanente Attacke der Magensäure zerstört die flachen Epithelzellen, die die Speiseröhre von innen auskleiden und schützen. Zwar versucht der Körper, gegenzusteuern, indem die überlebenden Zellen sich teilen, um auf diese Weise die abgestorbenen ersetzen zu können.

Doch diese Teilungsfähigkeit ist begrenzt; irgendwann ist eine weitere Teilung nicht mehr möglich. Tritt dieser Ernstfall ein, versucht unser Organismus auch ihn zu lösen, indem er statt der flachen Epithenzellen dickeres Drüsenepithel ins Rennen schickt, das die Lücken im Gewebe füllt. Damit verengt sich jedoch die

Speiseröhre, es kommt zu Schluckbeschwerden. Das Hauptrisiko aber liegt woanders: Die US-Wissenschaftler stellten fest, dass ungefähr jeder dritte Betroffene mit Drüsenepithel langfristig an Speiseröhrenkrebs erkrankt. Der Grund: Die neuen und der Speiseröhre ja von Natur aus fremden Zelltypen entarten besonders schnell und häufig.

Frühzeitige Behandlung kann Krebs verhindern

Genau aus diesem Grund ist es so wichtig, bei länger anhaltenden und häufig wiederkehrenden Refluxbeschwerden zum Arzt zu gehen und das Sodbrennen behandeln zu lassen. So lässt sich eine Krebsentstehung in den meisten Fällen vermeiden. Panik ist ohnehin nicht angebracht: Es dauert etliche Jahre, bis das angegriffene Gewebe entartet. Und in etwa 60 Prozent der Fälle, so beruhigen die Experten, ist die Speiseröhre trotz starken Sodbrennens nicht entzündet, sodass auch kein erhöhtes Krebsrisiko besteht. Feststellbar ist das allerdings zweifelsfrei nur mit einer Magenspiegelung.

Die Interpretation der dabei zu sehenden Bilder ist allerdings gar nicht so leicht. Bei Zweifeln können aber Fachärzte jetzt ver-

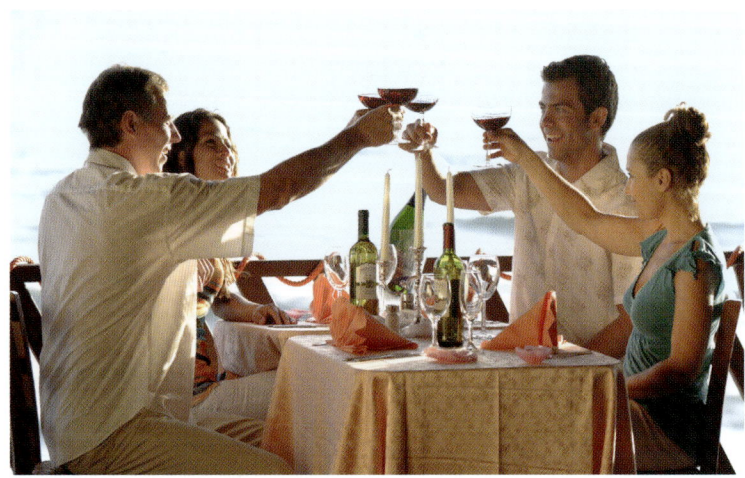

Etwas Gutes für Ihren Magen können Sie tun, indem Sie weitgehend auf Alkohol verzichten. Hin und wieder ein Glas Wein, Sekt oder Bier wird aber sicherlich auch Refluxpatienten kaum schaden.

> **Wichtig!**
>
> Ein erhöhtes Risiko haben zudem Menschen, deren Eltern oder andere direkte Angehörige bereits an Speiseröhrenkrebs erkrankt waren, denn eine gewisse Anfälligkeit ist auch hier genetisch bedingt bzw. erblich. Gehören Sie zu einer Familie, in der schon Fälle aufgetreten sind, sollten Sie bei Sodbrennen also besonders sorgfältig vom Arzt untersuchen lassen, welche Ursachen es hat und wie es sich am besten behandeln lässt.

dächtige Bilder analysieren lassen. Forscher am Fraunhofer-Institut für Integrierte Schaltungen IIS in Erlangen haben dafür das System EndoCAD entwickelt: Es ist in der Lage, Bilder mit Aufnahmen aus einer Datenbank zu vergleichen. Anhand von Farbgebung und Strukturmerkmalen sucht es die ähnlichsten Abbildungen heraus und zeigt sie automatisch an – und zwar mit dem dazugehörigen, bestätigten Befund.

Risikofaktor Alkohol

Besonders riskant lebt, wer chronisch unter Sodbrennen leidet und dabei täglich Alkohol trinkt: Selbst bei geringen Mengen steigt die Gefahr eines Speiseröhrenkrebses auf das 18-fache. Raucht man dazu auch noch, erhöht sich das Erkrankungsrisiko um 44 Prozent. Statistiken des Robert-Koch-Instituts ergeben einen Zuwachs an Erkrankungen um gut 30 Prozent in den letzten 25 Jahren.

Versteckter Reflux und die Folgen

Um die Sache komplizierter zu machen, verlaufen gar nicht so wenige Refluxerkrankungen ohne besonders auffällige Beschwerden wie Sodbrennen und Schmerzen. Fachleute weisen darauf hin, dass bis zu 50 Prozent der Patienten mit Asthma bronchiale gleichzeitig an Reflux leiden, ohne es zu ahnen. Auch die behandelnden Ärzte kommen oft nicht dahinter, wenn ihre Patienten nicht über die sonst so typischen Symptome klagen und sich auch selbst bei einer Gastroskopie keine Auffälligkeiten zeigen. Bis heute ist auch unklar, ob das Asthma womöglich sogar die Folge der Refluxerkrankung ist. Fest steht aber, dass eine Behandlung mit sogenannten PPI (Protonenpumpeninhibitoren) die Asthmasymptome stark bessern kann. Diese Protonenpumpenhemmer verringern sehr wirksam die Freisetzung von Magensäure. Umgekehrt können anscheinend auch in manchen Fällen Asthmamedikamente einen Reflux auslösen. Andererseits hilft vielen Patienten mit starken Asthmabeschwerden auch ein Säureblocker, der gegen die Refluxsymptome eingenommen wird. Es gibt also definitiv Zusammenhänge zwischen beiden Krankheiten. Die PPI-Therapie kann auch hilfreich sein, wenn – was ebenfalls gar nicht selten ist – chronischer Husten, Schlafapnoe (längere Atempausen beim Schlafen), Völlegefühl, chronische Kehlkopfentzündung, Knötchen im Kehlkopf oder chronische Rachenentzündung mit einem Reflux zusammenhängt.

Experten befürworten daher, dass sich alle von Asthma und den übrigen genannten Beschwerden Betroffenen vorsichtshalber vom Gastroenterologen auf eine eventuelle gleichzeitige Refluxerkrankung checken lassen. Und das eben auch dann, wenn keine typischen Symptome wie Sodbrennen vorliegen.

Wie kann Reflux behandelt werden?

Medikamentöse Therapie
Normalerweise wird der Arzt bei einer Refluxerkrankung Medikamente verordnen.
• Säureblocker wie die PPI (siehe oben) helfen sehr vielen Betroffenen, weitgehend beschwerdefrei zu werden. Sie hemmen in der Magenschleimhaut die Bildung von Magensäure, sodass der Magensaft weniger aggressiv ist.

- Antazida – Mittel, die Säure neutralisieren können – gibt es in flüssiger Form oder als Kautabletten. Sie wirken in eher leichten Fällen bzw. bei akuten Beschwerden und sind daher vor allem bei gelegentlichem Sodbrennen günstig.
- Sogenannte H2-Rezeptor-Antagonisten wiederum reduzieren ebenfalls die Bildung von Magensäure, indem sie bestimmte dafür verantwortliche Rezeptoren (Andockstellen) blockieren.

Für die meisten, die chronisch an Reflux und Sodbrennen leiden, gilt: Die Medikamente werden zum lebenslangen Begleiter.

Operative Therapie

Wer partout nicht dauerhaft Tabletten schlucken möchte oder bei wem auch Medikamente zu wenig oder gar keine Besserung bringen, der sollte an eine Operation denken.

- Das neueste Verfahren ist besonders schonend: Der Eingriff wird ambulant und unter Kurznarkose durchgeführt, sodass man schon am selben Tag die Klinik wieder verlassen kann. Eventuell auftretende Hals- oder Bauchschmerzen klingen in aller Regel nach wenigen Tagen wieder ab. Möglich macht das die neu entwickelte Technik des »Plicators«. Dabei handelt es sich um einen speziellen Nahtapparat, der mit Hilfe eines Endoskops (schlauchförmige Optik) in den Magen gebracht wird. Dort wird dann mit dem Plicator der Mageneingang so weit zugenäht, dass kein Rückfluss von Magensäure in die Speiseröhre mehr möglich ist.

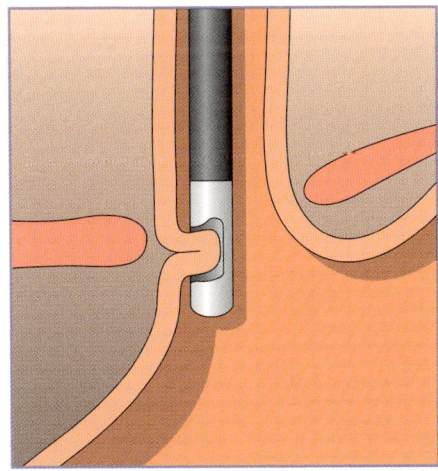

Schonende Plicator-Technik: Mit einem Endoskop (schwarz) gelangt der Plicator (hellgrau) in den Magen, wo mit seiner Hilfe der Übergang zur Speiseröhre dauerhaft verengt wird.

Häufige Magenbeschwerden und ihre Ursachen		
Beschwerden	häufige Ursachen	Was ist zu tun?
Magenschmerzen und/oder Übelkeit nach dem Essen oder beim Anblick von Essen, eventuell mit Brechreiz oder Erbrechen	zu fettes Essen, verdorbene Lebensmittel, akute Magenschleimhautentzündung (Gastritis) sowie eventuell Schwangerschaft	Bei anhaltenden oder sich verstärkenden Symptomen die genaue Ursache vom Arzt abklären lassen
Übelkeit mit krampfartigen, brennenden Bauchschmerzen, Sodbrennen, Aufstoßen, Völlegefühl, eventuell Erbrechen	Unverträgliches Essen, Reizmagen, akute Gastritis	Bei anhaltenden oder sich verstärkenden Symptomen die genaue Ursache vom Arzt abklären lassen
Übelkeit, die vorwiegend morgens auftritt	typisches Schwangerschaftsanzeichen	Zum Arzt gehen, falls die Schwangerschaft bislang unbekannt war
Übelkeit ohne erkennbaren Grund und unabhängig von bestimmten Speisen oder Essen	seelische Ursachen wie Stress, Kummer, Belastungen	Zum Arzt gehen, wenn die Beschwerden sich häufen oder zu einer Dauerbelastung werden
heftige Übelkeit mit starkem Erbrechen und eventuell Durchfall	verdorbene Speisen, Lebensmittelvergiftung, Salmonelleninfektion, Magen-Darm-Virus	Zum Arzt gehen, falls die Beschwerden länger als ein, zwei Tage unvermindert anhalten
Erbrechen nach üppigem Essen oder größeren Alkoholmengen	natürliche Abwehrreaktion des Körpers; bei häufigem Auftreten speziell nach Alkoholgenuss: Verdacht auf Bauchspeicheldrüsenentzündung	Zum Arzt gehen, wenn die Beschwerden anhalten
Häufige bzw. regelmäßig Magenschmerzen ca. zwei Stunden nach dem Essen mit Sodbrennen, Übelkeit, Erbrechen, Appetitlosigkeit	Magengeschwür	Unbedingt und schnellstmöglich zum Arzt gehen!
heftige Magenschmerzen mit kaffeesatzartigem Erbrechen, stark erhöhtem Puls und kaltem Schweiß	Durchbruch eines Magengeschwürs	Absoluter Notfall: Sofort Notarzt bzw. Rettungswagen rufen!

Häufige Magenbeschwerden und ihre Ursachen		
Beschwerden	häufige Ursachen	Was ist zu tun?
Schmerzen im Oberbauch, die in den ganzen Bauchraum und den Rücken ausstrahlen, Erbrechen von Magensaft und stark erhöhter Puls	Entzündung der Bauchspeicheldrüse	So bald wie möglich zum Arzt gehen
Oberbauchschmerzen mit hartem, aufgeblähtem Bauch, Völlegefühl, eventuell abwechselnd Durchfall und Verstopfung	Reizmagen	Bei anhaltenden Beschwerden vom Arzt die Ursache abklären lassen
krampfartige Oberbauchschmerzen mit Völlegefühl, Sodbrennen und Aufstoßen	Reizmagen, akute Gastritis oder Magengeschwür	Bei anhaltenden Beschwerden vom Arzt die Ursache abklären lassen
saures Aufstoßen, nach dem Essen oder unabhängig davon, mit Sodbrennen und eventuell Schmerzen hinter dem Brustbein	Magenübersäuerung, Speiseröhrenerkrankung, Zwerchfellbruch – manchmal auch Schwangerschaft	Bei anhaltenden Beschwerden vom Arzt die Ursache abklären lassen
Völlegefühl und Magenschmerzen mit Aufstoßen und eventuell Brechreiz	akute Gastritis, Reizmagen	Bei anhaltenden Beschwerden vom Arzt die Ursache abklären lassen
galliges oder kothaltiges Erbrochenes, verbunden mit plötzlichen, starken Krämpfen	Darmverschluss	Absoluter Notfall: Sofort Notarzt bzw. Rettungswagen rufen!
Magen- und Bauchschmerzen, verbunden mit Übelkeit, Erbrechen und Ekel vor Fleisch, außerdem Appetitmangel und Gewichtsabnahme	psychische Belastung, eventuell aber auch Magenkrebs	Unbedingt schnellstmöglich vom Arzt die Ursache klären lassen!
Erbrechen von Blut oder kaffeesatzähnlichem Mageninhalt	Magen- oder Zwölffingerdarmgeschwür, Leberzirrhose	Schnellstmöglich vom Arzt die Ursache klären lassen!
starke Übelkeit, krampfartiges Erbrechen, kalter Schweiß, Atemnot, (evtl. Herzschmerz)	Verdacht auf Herzinfarkt – Achtung: Bei Frauen können Herzschmerzen fehlen!	Absoluter Notfall: Sofort Notarzt bzw. Rettungswagen rufen!
Krämpfe, Übelkeit und Erbrechen nach fettem Essen	Gallensteine, Gallenblasenentzündung	Schnellstmöglich vom Arzt die Ursache klären lassen!

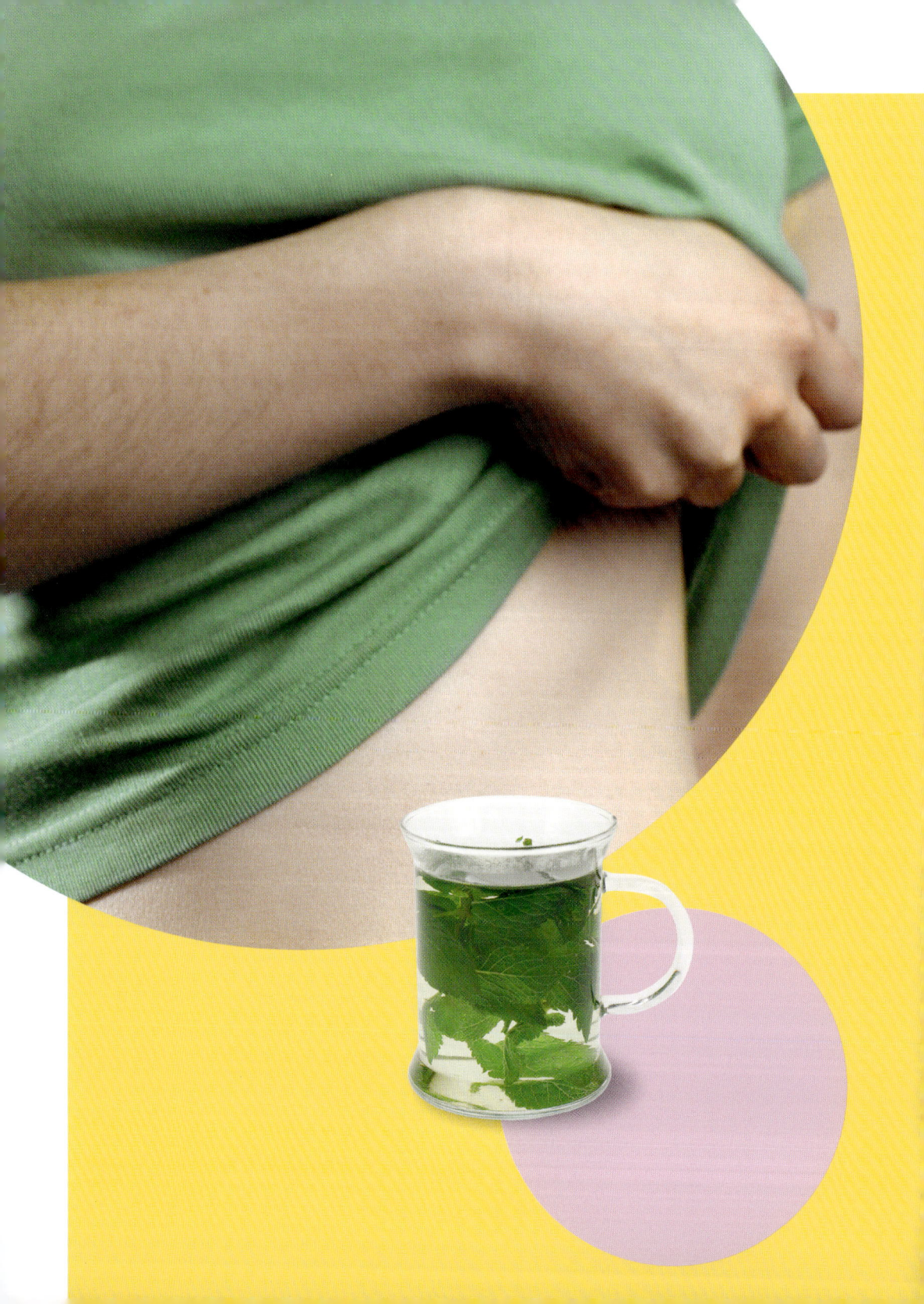

Wenn der Magen brennt: Reizmagen & Gastritis

Erkrankungen des Magens

Nicht nur die Beschwerden bei einer Refluxerkrankung (siehe S. 11 ff.) können ausgesprochen belastend sein – für viele mindestens ebenso besorgniserregend sind auch etliche der für Magenerkrankungen typischen und sehr häufigen Anzeichen. Vor allem dann, wenn mehrere gleichzeitig auftreten. Symptome wie ein brennender Schmerz, Druckgefühl oder gar Druckschmerz im Oberbauch und Magenbereich, Übelkeit, Erbrechen und Appetitlosigkeit sind die üblichen Begleiterscheinungen einer Krankheit des Magens. In manchen Fällen können zusätzlich noch Blähungen und Schmerzen oder Krämpfe im gesamten Bauchbereich hinzukommen.

Was alles »auf den Magen« schlägt

So bedrohlich und deprimierend Betroffene die oft sehr heftigen Beschwerden auch erleben: In den meisten Fällen steckt eine mehr oder minder harmlose Erkrankung dahinter; sehr häufig handelt es sich um eine akute Gastritis, also eine Magenschleimhautentzündung. Sie entsteht, wenn die Balance zwischen Magensäure und Säureschutz aus dem Ruder gerät.

Häufige Ursachen dafür sind beispielsweise:
- Medikamente, die den Magen belasten (wie etwa Acetylsalicylsäure – in Aspirin – oder auch viele Rheumamittel)
- eine Infektion mit Viren oder Bakterien bzw. eine Vergiftung wie etwa durch Salmonellen
- exzessiver Alkohol- bzw. Nikotingenuss
- Überlastung des Magens durch sehr große Mengen an Fett, Eiweiß oder Zucker
- Stress und seelische Belastungen

Wechselwirkungen zwischen Magen und Psyche

Essen hält Leib und Seele zusammen, meint der Volksmund, und da ist ja auch wirklich etwas dran. Denn nur wenn es uns gut geht, haben wir so richtig Lust auf leckeres Essen.

Dass unsere Seele und ihre Befindlichkeit nicht zuletzt Auswirkungen auf den Magen haben, zeigen schon Formulierungen wie »Das schlägt mir

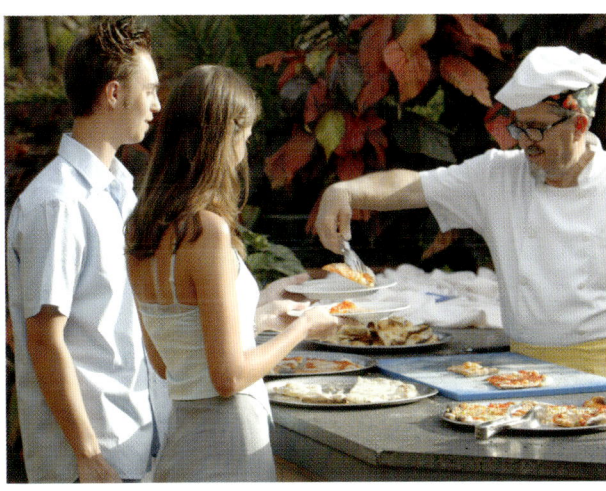

auf den Magen«, oder auch »Da dreht es mir den Magen um«. Gemeint sind dabei immer unangenehme Erlebnisse, die dafür sorgen, dass wir den Appetit verlieren, dass uns regelrecht schlecht wird oder wir Schmerzen oder zumindest einen unangenehmen Druck im Oberbauch spüren.

Aber auch positive Aufregung kann dieses mit zahlreichen Nerven ausgestattete Organ beeinflussen: »Flugzeuge im Bauch« dämpfen bei vielen Verliebten die Lust aufs Essen oft genauso wie nicht wenige von uns »vor lauter Freude keinen Bissen mehr hinunterbringen«. Allerdings führen solche eher angenehmen Wechselwirkungen von Psyche und Magen vergleichsweise selten zu echten, krankhaften oder als krankhaft empfundenen Beschwerden.

Hektik, Daueranspannung, seelischer Stress, Kummer, Sorgen, disharmonische Aufregung usw. hingegen können den Magen genauso krank machen wie falsche Ernährung oder Bakterien. In jedem Fall produzieren dann die Drüsen in der Magenschleimhaut viel zu viel Magensäure – der Magen verdaut sich sozusagen selbst. Es entsteht eine Entzündung, die im ungünstigen Fall chronisch werden kann.

Etwas Gutes für Ihren Magen können Sie tun, indem Sie auf ein ausgeglichenes Seelenleben achten und auch mit Lust genießen. Denn die Psyche kann die Befindlichkeit Ihres Magens stark beeinflussen.

Reizmagen: eine funktionelle Störung

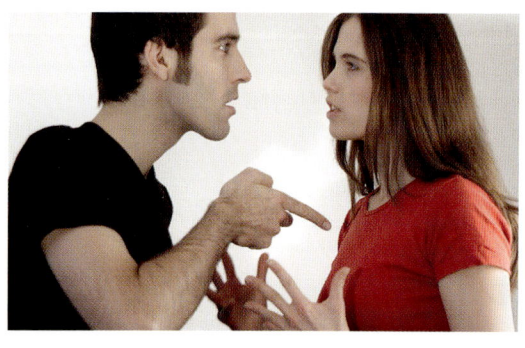

Etwas Gutes für Ihren Magen können Sie tun, wenn Sie Probleme rasch ansprechen und nicht in sich »hinein-fressen«. Ungelöste Konflikte können einen Reizmagen fördern.

Fachleute schätzen, dass hierzulande etwa zwei Millionen Menschen eine einerseits beruhigende, andererseits auch eher beunruhigende Erfahrung machen: Selbst bei sehr starken Beschwerden kann der Arzt bei bis zu 50 Prozent der Patienten, die ihn wegen Magensymptomen aufsuchen, keinerlei organische Ursache feststellen. Nicht selten probieren die Mediziner bei einem offensichtlich Magenleidenden sämtliche Untersuchungsmethoden bis hin zu Gastroskopie und Röntgen durch, nur um zum Ergebnis zu kommen, dass es keines gibt.

Eine »echte« Krankheit

Während früher dann gern auf »die Nerven« verwiesen oder Betroffene gar als Simulanten angesehen wurden, wissen Fachärzte heutzutage, dass es sich um ein eigenes Krankheitsbild handelt: den sogenannten Reizmagen.
Ähnlich wie beim ebenfalls immer häufiger auftretenden Reizdarmsyndrom ist bis heute noch nicht eindeutig geklärt, welche Ursachen für das auch »funktionelle Dyspepsie« genannte Leiden verantwortlich zeichnen. Experten nehmen an, dass auf alle Fälle bestimmte Ernährungsgewohnheiten, Nahrungsmittelunverträglichkeiten sowie psychische Belastungen eine wichtige Rolle als Auslöser spielen. Gesteigerte Magenmotorik und überempfindliche Magennerven, bedingt durch Nervosität, Stress und Angst, sind wohl meist verantwortlich.

Selbst-Check: Wie fit ist Ihr Magen?

Bitte kreuzen Sie die zutreffenden Aussagen an.

Sie rauchen:	○ gar nicht oder nur gelegentlich	○ bis zu 10 Zigaretten täglich	○ bis zu 20 Zigaretten täglich	○ 20 Zigaretten und mehr täglich
Sie nehmen Schmerzmittel ein:	○ nie oder nur sehr selten	○ ab und zu	○ häufig	○ täglich
Ihnen ist übel:	○ nie oder fast nie	○ ab und zu	○ häufig	○ eigentlich ständig
Sie haben Magenschmerzen:	○ nie oder fast nie	○ hin und wieder	○ häufiger	○ andauernd
Ärger und Kummer führen bei Ihnen zu Appetitverlust und Magenbeschwerden:	○ nie oder nur ganz selten	○ ab und zu	○ kommt öfter vor	○ ist eine ganz typische und sehr häufige Reaktion
Sie naschen Süßes:	○ nie oder fast nie	○ ab und zu	○ häufiger	○ täglich
Sie trinken Alkohol:	○ nie oder fast nie	○ nur zu besonderen Gelegenheiten	○ etwa ein- bis zweimal pro Woche	○ täglich
Wenn Sie zu Alkohol greifen, trinken Sie:	○ höchstens ein Glas Wein oder Bier	○ ausschließlich Wein, Bier oder Sekt	○ Wein, Bier, Sekt und auch einmal einen Schnaps oder Likör	○ vorwiegend Hochprozentiges oder meist Sekt
Sie essen Obst und Gemüse:	○ täglich	○ mehrmals pro Woche	○ ab und zu	○ fast nie
Sie nehmen Milchprodukte wie Joghurt zu sich:	○ täglich	○ mehrmals pro Woche	○ ab und zur	○ nie oder nur selten
Sie greifen zu Fastfood und Fertiggerichten:	○ selten oder nie	○ gelegentlich	○ häufiger	○ fast täglich oder täglich

Auswertung des Selbst-Checks von S. 31

- Je öfter Sie in den beiden rechten Spalten Ihr Kreuz gesetzt haben, desto höher ist die Wahrscheinlichkeit, dass Ihr Magen Hilfe benötigt. Bei überwiegender Bejahung der Angaben in der ganz rechten Spalte sollten Sie einen Arzt aufsuchen und sich genauer untersuchen lassen, denn es besteht die Möglichkeit, dass Ihr Magen bereits angegriffen oder erkrankt ist.
- Haben Sie Ihre Kreuze eher in Antwortspalte drei oder in den beiden mittleren Spalten gemacht, dürfte es genügen, wenn Sie Ihre Ess- und Lebensgewohnheiten entsprechend umstellen: weniger rauchen, weniger Alkohol trinken, mehr Obst, Gemüse und Milchprodukte essen. Orientieren Sie sich dabei an den Antworten in Spalte eins!
- Wer überwiegend in der ersten Antwortspalte sein Kreuz gemacht und dabei nicht geschummelt hat, darf sich freuen: Der Magen sollte völlig gesund sein. Achten Sie aber dennoch auf eventuell neu auftretende Beschwerden.

Ursachen des Reizmagens

Wer nun meint, dass Säure ja »reizt« und sie für die Ursache des Reizmagens hält, irrt. Denn das stimmt zwar im Prinzip, aber eine erhöhte Säureproduktion hat bei einem Reizmagen keine besondere Bedeutung. Studien konnten nachweisen, dass Betroffene nicht mehr Magensäure haben als Gesunde. Vielmehr kann eine Überdehnung des Magens einer der Gründe für Schmerzen nach dem Essen sein. Das muss aber keineswegs heißen, dass der Betroffene zu viel isst. Denn durch die gestörte Motorik im Magen reagieren Reizmagengeplagte manchmal schon auf mittelgroße Portionen mit Schmerzen.

Die eigentliche Ursache sehen jedoch immer mehr Mediziner in Faktoren wie Stress, seelischen Erregungen, Ärger, Kummer, Sorgen und Ängsten. All das schlägt bei entsprechend empfindlichen

Menschen dermaßen auf den Magen, dass seine Peristaltik – also die Muskelbewegungen – nicht mehr nach Plan funktioniert. Wobei es durchaus sein kann, dass der Betroffene sich gar nicht bewusst ist, dass er ernste Probleme in sich trägt. Oder aber eine krisenhafte Entwicklung verläuft so langsam, dass man sich darin sozusagen einrichtet, ohne richtig mitzubekommen, dass etwas ungut läuft. Der Reizmagen ist dann quasi der Hilferuf des Körpers, etwas fürs seelische Wohl zu tun.

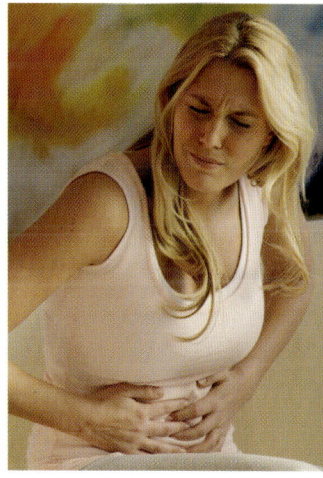

Was kann der Arzt bei Reizmagen tun?

Nervöser Magen, funktionelle Magenstörung, chronische Gastritis, funktionelle Oberbauchbeschwerden oder Non-ulcer-Dyspepsie – der Reizmagen hat alle möglichen Zweitnamen. Davon lassen Sie sich besser nicht verwirren – gemeint ist immer das typische Krankheitsbild: Mundgeruch, Sodbrennen, Übelkeit und Erbrechen, Völlegefühl im Oberbauch und Appetitlosigkeit ohne jede erklär- und nachweisbare organische Ursache.

Etwas Gutes für Ihren Magen können Sie tun, wenn Sie bei länger anhaltenden Beschwerden einen Arzt aufsuchen. Er kann mit einem einfachen Atemtest abklären, ob Sie an einem Reizmagen leiden.

Atemtest
Kann also der Arzt nicht helfen? Doch, er kann. Wissenschaftler haben festgestellt, dass in den meisten Fällen die natürliche Magenbeweglichkeit (Motorik) gestört ist. Das hat u. a. zur Folge, dass Speisen länger als normal im Magen liegen und so für Beschwerden sorgen.

Methode: Mit einem Test der Atemluft kann untersucht werden, wie schnell oder langsam der Magen geschluckte Nahrung verarbeitet. Dazu wird die Testnahrung mit bestimmten Markern präpariert, deren Gehalt in der Atemluft dann mehrere Stunden lang geprüft wird. Bleiben diese Marker länger als üblich nachweisbar, geht der Arzt davon aus, dass die Magenmotorik verlangsamt ist.

Behandlung: Genau da setzen dann sogenannte »Gastroprokine-tika« an. Diese Medikamente, die beschleunigend auf den Magentransport einwirken, hatten in der Vergangenheit allerdings auch häufiger unerwünschte Nebenwirkungen. Die neuere Wirkstoffgeneration dagegen scheint besser verträglich zu sein und bewirkt zweierlei: Einerseits erhöhen diese Substanzen die Beweglichkeit der Speiseröhre und können daher die aufgestoßene Magensäure in den Magen zurückbefördern. Andererseits regen sie die Motorik im Magen selbst an, sodass dieser sich wieder schneller entleeren kann.

Elektrogastrografie

Stressbedingte Funktionsstörungen lassen sich mit einer Art »Magen-EKG« nachweisen.

Methode: Bei einer solchen Elektrogastrografie untersucht man die elektrische Aktivität des Magens, die bei funktionellen Störungen häufig entweder auffallend träge oder aber im Gegenteil unnatürlich hochtourig läuft.

Behandlung: Auch hier helfen Medikamente, die den Verdauungsablauf wieder normalisieren.

Psychologische Unterstützung

Ein verantwortungsvoller Arzt wird darüber hinaus auf einer zweiten Ebene, der psychischen, aktiv werden, wenn er erkennt, dass hinter dem Reizmagen auch seelische Belastungen stecken. Denn gerade bei Magenerkrankungen, zumal beim Reizmagen, ist es ja mit Medizin allein selten getan. Er wird also mit Ihnen besprechen, dass er Sie gerne zusätzlich an einen Psychologen oder Psychotherapeuten überweisen möchte. Zumindest dann, wenn in einem Gespräch klar wird, dass Sie unter Belastungen stehen, die Sie allein kaum ausreichend in den Griff bekommen.

Gastritis: die Entzündung der Schleimhaut

Wann Sie zum Arzt müssen

Es empfiehlt sich unbedingt, mit Magenbeschwerden einen Facharzt, also einen Gastroenterologen, aufzusuchen. Denn dummerweise ähneln die Symptome einer Gastritis denen des Reizmagens zum Verwechseln, sodass es für Betroffene und auch für viele Ärzte auf den ersten Blick gar nicht so leicht ist, die wahre Ursache zu erkennen.

Akute Gastritis

Allerdings kann als Faustregel und erste Orientierung gelten: Eine akute Magenschleimhautentzündung ist fast immer die Folge eines bestimmten Essverhaltens: Hat man z. B. zu viel, zu schnell, zu heiß, zu kalt, zu scharf oder zu unregelmäßig gegessen, ist die Ursache normalerweise soweit klar. Außerdem heilt eine akute Gastritis meistens wie ein Schnupfen von allein, sodass man spätestens nach maximal drei bis vier Wochen wieder beschwerdefrei ist.
Bei sehr starken Beschwerden wird der Arzt Ihnen ein entzündungshemmendes und säureblockendes Medikament verschreiben, das die Abheilung beschleunigt und Ihre Schmerzen lindert. Ist das nicht der Fall oder kommen die Symptome immer wieder, muss vom Arzt genau geklärt werden, woran das liegt.

Chronische Gastritis

Übrigens ist eine normale, akute Gastritis nur sehr selten schuld an einer chronischen Erkrankung. Eher das Gegenteil ist der Fall: Eine chronische Gastritis entwickelt sich schleichend und ohne erkennbare, akute Vorerkrankung. Sie gehört aber in jedem Fall

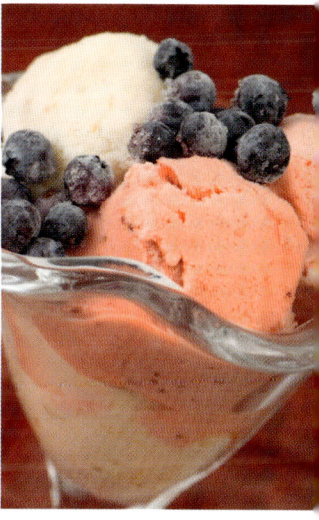

Etwas Gutes für Ihren empfindlichen Magen können Sie tun, wenn Sie sich beim Eisessen – auch wenn's schwerfällt – mit kleinen Portionen begnügen. Der Kältereiz kann eventuell eine Entzündung der Magenschleimhaut verursachen.

Etwas Gutes für Ihren kranken Magen können Sie tun, indem Sie sich auf eine Infektion mit Helicobacter-Bakterien untersuchen und gegebenenfalls auch intensiv behandeln lassen.

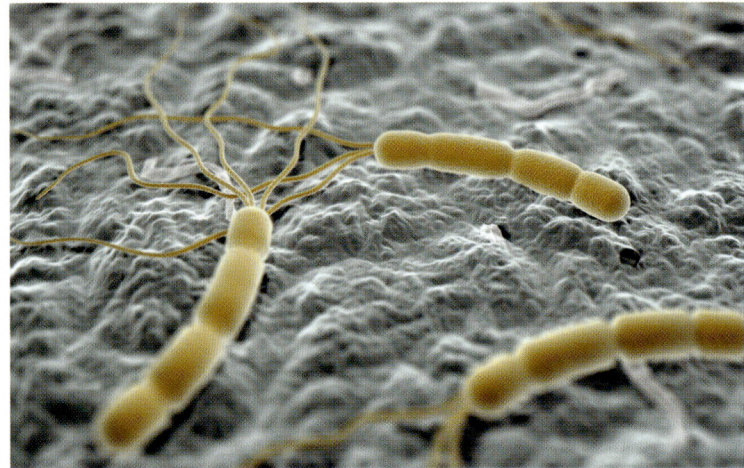

in die Hand eines Facharztes. Denn wird sie nicht behandelt, mindert das nicht nur Ihre Lebensqualität auf Dauer erheblich. Aus der Entzündung können sich mittel- bis langfristig Geschwüre entwickeln, die wiederum letzten Endes zu einer Krebserkrankung führen könnten. Zwar sind die meisten Magengeschwüre nicht bösartig und heilen in der Regel nach einigen Wochen ab. Trotzdem weisen zumindest häufig wiederkehrende Geschwüre auf ein erhöhtes Risiko hin. Mindestens ein Prozent der Patienten erkrankt irgendwann an einem Magenkarzinom. Es geht daher in diesem Fall nicht ohne Arzt.

Ursache Helicobacter pylori

Eine chronische Magenentzündung kann auch durch das Magenbakterium Helicobacter pylori hervorgerufen werden. Besser gesagt: Fast immer *wird* sie dadurch verursacht, genauso wie auch Magen- und Zwölffingerdarmgeschwüre (»Ulzera«). Denn in etwa 80 Prozent der Fälle sind die Betroffenen nach der Behandlung mit einem Antibiotikum beschwerdefrei.

Was Helicobacter pylori anrichtet

Das Bakterium setzt Zellgifte frei, sodass die Magenschleimhaut sich entzündet und regelrecht durchlöchert wird. Schmerzen, Übelkeit, Brechreiz oder Appetitlosigkeit können die Folge sein; in extremen chronischen Fällen kann es sogar zu Magenblutungen kommen. Durch die Entzündung produzieren die Magenzellen unnatürlich viel Magensäure. Kommen dazu obendrein Faktoren wie genetische Veranlagung, bestimmte Medikamente, Nikotinmissbrauch, Stress und Alkohol, steigt das Risiko einer schwerwiegenden Erkrankung. Kraterförmige Wunden in der Magenschleimhaut – kurz: Magengeschwüre – oder im Zwölffingerdarm sind eine mögliche Folge. Experten führen heute bis zu 80 Prozent aller Magengeschwüre und sogar 95 Prozent der Zwölffingerdarmgeschwüre bei europäischen Patienten auf eine Helicobacter-pylori-Infektion zurück.

Im schlimmsten Fall ist die Endstation einer solchen Infektion, wenn sie unbehandelt bleibt, ein Magenkrebs. Die Weltgesundheitsorganisation (WHO) hat das Bakterium daher offiziell als »krebserregend« erklärt.

Fortschritt mit Hindernissen

Kaum zu glauben, dass die Entdecker dieses gefährlichen Bakteriums anfangs bei anderen Fachleuten nur Hohn und Spott ernteten. Als zwei australische Wissenschaftler – der Pathologe Robin Warren und der Mikrobiologe Barry Marshall – 1982 dem Übeltäter auf die Spur kamen, wurden sie erst einmal von fast sämtlichen Kollegen als Scharlatane gebrandmarkt. Doch zum Glück ließen sich die beiden Forscher davon nicht beirren – sie hatten schließlich handfeste Hinweise darauf, dass sie auf dem richtigen Weg waren. Marshall ging sogar so weit, in einem Selbstversuch gezielt größere Mengen des Bakteriums einzunehmen, um seine Theorie zu beweisen. Tatsächlich erkrankte er prompt an einer schweren Gastritis. Die Beharrlichkeit der beiden Forscher führte zu einer wahren medizinischen Sensation.

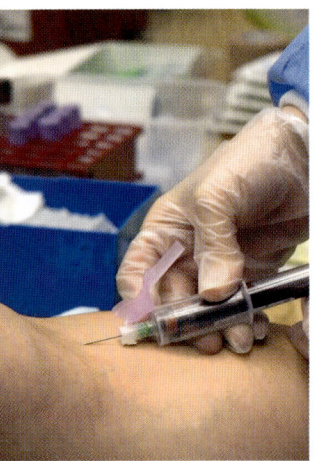

Etwas Gutes für Ihren Magen bedeutet es, wenn nach der Eradikationsbehandlung keine Hp-Bakterien mehr nachgewiesen werden. Dies kann man mit einem Blut-, Stuhl- oder Atemtest verlässlich prüfen.

Warren war mehrfach bei Biopsien von Magengewebe aufgefallen, dass in etwa der Hälfte der Fälle darin kleine, bis dahin unbekannte Keime mit schlangenförmigen Fortsätzen steckten. Seine entscheidende Erkenntnis bestand vor allem darin, dass Magenentzündungen immer in der Magenschleimhaut in nächster Nähe zu den Bakterien entstanden. Sein jüngerer Kollege Barry Marshall machte ähnliche Erfahrungen bei der Untersuchung der Gewebeproben von Patienten mit einem Magengeschwür.

Die Forscher unternahmen diverse Versuche, den bislang nicht bekannten Keim mit dem Namen »Helicobacter pylori« (H. pylori) im Labor gezielt heranzuzüchten. Und sie konnten schließlich ihren skeptischen Kollegen in aller Welt zweifelsfrei beweisen, dass der optisch bizarr anmutende Helicobacter nicht nur praktisch bei allen Patienten mit chronischer Gastritis sowie wiederkehrenden Magen- und Zwölffingerdarmgeschwüren vorhanden war, sondern zudem auch die ursprüngliche Ursache für deren Entstehen darstellte. Das Forscherteam setzte damit auch den bis dato als ehernes medizinisches Gesetz geltenden Grundsatz außer Kraft, nach dem sich im Magen wegen der Säureverhältnisse Bakterien weder ansiedeln noch überleben können.

Die beiden Australier erklärten auch, womit der häufig auch als »Magenteufel« bezeichnete Keim auszumerzen sei: Eine Magenschutzbehandlung – die Triple-Therapie – mit einer Kombination aus säurehemmenden Medikamenten und zwei verschiedenen Antibiotika beseitigt ihn zuverlässig. Die gesamte Entfernung (Eradikation) des Bakteriums dauert nur ein bis zwei Wochen; danach ist die Infektion in aller Regel beseitigt.

Preisgekrönte Pioniere

Dafür, dass sie lange verlacht wurden, entschädigte die zwei Pioniere der Wissenschaft dann schließlich immerhin die Verleihung des Nobelpreises für Physiologie und Medizin 2005, den sie 2006 in Stockholm entgegennahmen. Das Nobelpreiskomitee würdigte in seiner Erklärung zur Verleihung ausdrücklich, dass

alleine in den seit dieser bahnbrechenden Entdeckung vergan-
genen gut 20 Jahren Millionen von Betroffenen geholfen wurde:
»Dank der Pionierleistung von Marshall und Warren sind pepti-
sche Ulzera nicht mehr eine chronische und oft schwer belastende Erkrankung, sondern eine Krankheit, die durch eine kurze
Antibiotikatherapie und Medikamente zur Blockade der Magensäureproduktion geheilt werden kann.«

Schutzimpfung gegen Helicobacter pylori?

Die Weltgesundheitsorganisation (WHO) hält den erst seit relativ
kurzer Zeit bekannten krank machenden Keim für einen der welt-
weit besonders verbreiteten Krankheitserreger überhaupt: Man
schätzt, dass rund um den Globus mehr als die Hälfte der Menschen ihn im Magen tragen. Oft, ohne es zu wissen: Nicht jeder
Betroffene hat Beschwerden und längst nicht jeder entwickelt ein
Magengeschwür. Dennoch gilt mittlerweile als erwiesen, dass
Helicobacter ein stark erhöhtes Risiko für Magenkrebs bedeutet.
Und zwar unabhängig davon, ob der damit Infizierte etwas von

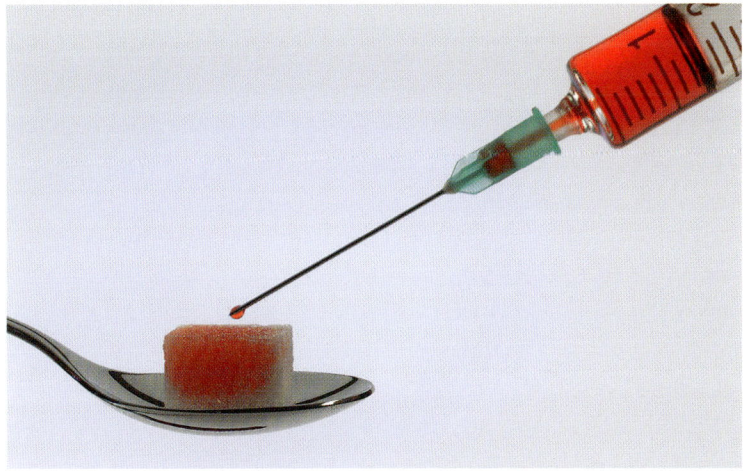

*Etwas Gutes für Ihren
Magen wird es vermut-
lich in einigen Jahren
geben: eine Impfung
gegen das aggressive
Bakterium Helicobacter
pylori. Die Forschungen
dazu laufen bereits auf
Hochtouren.*

seiner Infektion spürt oder nicht. Im Klartext: Selbst wenn man kein Geschwür entwickelt, besteht die Gefahr, irgendwann an Magenkrebs zu erkranken. Die Forschungen, wie das Bakterium möglichst ganz auszurotten ist, laufen daher auf Hochtouren. Bislang ist die Behandlung aus Antibiotika und Säureblockern zwar sehr erfolgreich. Aber es gibt bereits Fälle, wo sich die Bakterien als resistent erwiesen. Zudem ist eine erfolgreiche Heilung leider auch keinerlei Schutz vor einer erneuten Infektion.

Ideal wäre also eine Schutzimpfung – erste Versuche mit einem geeigneten Stoff dafür gibt es bereits. So führen Wissenschaftler des Max-Planck-Instituts für Infektionsbiologie derzeit Studien dazu durch. Auch an der Berliner Charité ist man mit 50 Testpersonen bei der Forschungsarbeit. Untersucht wird, ob eine bei Mäusen sehr effektive Schluckimpfung auch beim Menschen Wirkung zeigt. Bislang war nicht einmal bekannt, ob im menschlichen Magen überhaupt eine Immunantwort angeregt werden kann. Ohne sie aber kann keine Impfung funktionieren. So viel immerhin wissen die Berliner Wissenschaftler bereits: Eine solche Immunantwort, bei der sogenannte T-Zellen des Immunsystems eine bedeutsame Rolle übernehmen, gibt es durchaus.

Allerdings werden noch bis zu 15 Jahre vergehen, bevor Impfstoffe so ausgereift sein werden, dass sie für den Markt zugelassen werden können. Bis dahin gibt es nur eine Möglichkeit, sich vor dem »Magenteufel« und den Folgen einer Infektion damit zu schützen: bei Beschwerden und bei einer Veranlagung bzw. einer bekannten Ersterkrankung in regelmäßigen Abständen untersuchen und behandeln lassen !

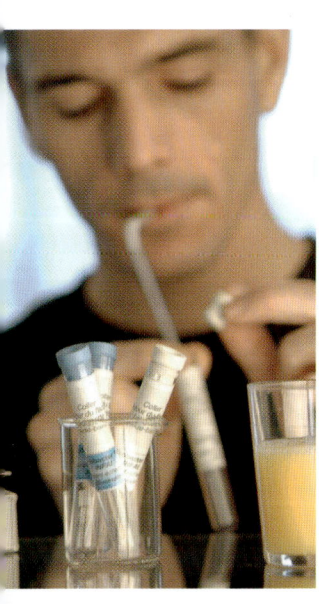

Etwas Gutes für Ihren Magen: Beim einfachen Atemtest zum Nachweis von Helicobacter pylori muss man nur ein wenig pusten.

So einfach ist Helicobacter aufzuspüren

Dass Millionen von Menschen mit chronischen Magenerkrankungen – oft nach Jahren oder gar Jahrzehnten des Leidens – geheilt wurden und werden, ist an sich schon ein kleines Wunder der modernen medizinischen Forschung. Nach nur gut zwei Jahrzehnten, die seit der Entdeckung des Keimes vergangen sind, tragen beispielsweise nur noch etwa sieben Prozent aller deutschen Jugendlichen den Erreger in ihrem Körper. Diese Generation wird also aller Voraussicht nach nur noch zu einem sehr kleinen Teil von chronischen Magenschleimhautentzündungen und Geschwüren betroffen sein. Auch die Magenkrebs-Erkrankungsrate dürfte nach Einschätzung aller Experten dadurch erheblich sinken.

Der Nachweis von Helicobacter

• Weil er zuverlässig und dabei problem- und schmerzlos ist, hat sich der Hp-Atemtest zum Nachweis von Helicobacter-pylori-Infektionen durchgesetzt. Der Test basiert auf der Fähigkeit des Magenkeim-Enzyms Urease, Harnstoff zu spalten: Patienten nehmen diesen Harnstoff in Form einer Lösung oder Tablette ein. Bei einer Infektion entsteht durch die Aufspaltung dann Kohlendioxid, das in der Atemluft nachweisbar ist.

• Andere Möglichkeiten, den Keim aufzuspüren, sind Stuhl- und Gewebeproben, aber normalerweise wendet der Arzt sie nur in besonderen Fällen an, da der Atemtest sehr viel einfacher und natürlich auch angenehmer ist.

Heilungschancen bei Hp-Infektionen

Mit der Triple-Therapie (siehe dazu S. 38) kann der Arzt etwa in 90 Prozent der Fälle die bakterielle Infektion ein für allemal beseitigen. Ob das tatsächlich gelungen ist, überprüft er normalerweise ca. einen Monat nach Beendigung der Behandlung mit einem Atemtest oder einer Stuhlprobe. Zwar lassen sich die Keime auch im Blut nachweisen, denn darin zeigen sich Antikörper. Nach einer Behandlung bzw. nach der Eradikation des Bakteriums allerdings bringen Bluttests eher Verwirrung. Denn die Antikörper bleiben oft noch Jahre nach der eigentlichen Infektion nachweisbar, obwohl die Erkrankung in Wahrheit tatsächlich beseitigt ist. Immer mehr Mediziner prüfen daher den Therapieerfolg ausschließlich mit Atem- oder Stuhltests, die eindeutiger Auskunft darüber geben, ob noch Keime im Körper sind oder nicht. Sollten wider Erwarten noch Bakterien entdeckt werden, wird die Behandlung wiederholt.

Eine Neuansteckung kommt übrigens nur ganz selten vor. Wer einmal erfolgreich gegen eine Helicobacter-Infektion behandelt wurde, ist in aller Regel immun gegen den Keim.
Ist der »Magenteufel« entdeckt und eradiziert bzw. beseitigt, heilen normalerweise auch eventuelle Folgeerkrankungen ab, die auf sein Konto gingen. Chronisch verlaufende Schleimhautentzündungen und Geschwüre von Magen und Darm bilden sich dann zurück.

Weitere Hp-bedingte Erkrankungen

Die Triple-Therapie kann auch andere Erkrankungen und Beschwerden zum Verschwinden bringen, die ebenfalls als Folge der Infektion mit Helicobacter pylori auftreten können.
Erschwerte Hormonaufnahme: Auch die Aufnahme des Hormons Levothyroxin, die bei einer Therapie von Schilddrüsenerkrankungen nötig ist, kann gestört sein. Solche Patienten brauchen oft ungewöhnlich hohe Dosen des Hormons.
Entzündliche Erkrankungen: Helicobacter pylori kann aber auch vom Magen in die Blutbahn gelangen – mit fatalen Folgen: Die Bakterien könnten nach Ansicht von schwedischen Forschern auf diesem Weg entzündliche Krankheiten wie z. B. Rheuma begünstigen. Sie fanden heraus, dass sich der Keim mit dem gleichen Protein an Zuckerstrukturen auf den roten Blutkörperchen festsetzt, mit dem er sich auch in der Magenwand verankert. So könnte er auch Arthritis (Gelenkentzündung) und Arteriosklerose (»Arterienverkalkung«) mit verursachen.

Blutarmut und Vitaminmangel: Nicht selten leiden beispielsweise Infizierte auch an einer durch Eisenmangel bedingten Blutarmut oder an einem schweren Vitamin-B-Mangel.

Kostenübernahme des Screenings: Wunsch und Wirklichkeit

Fachmediziner plädieren heute dafür, dass generell jeder Erwachsene auf eine eventuelle Infektion mit Helicobacter pylori getestet wird. Verständlich, denn das würde viele Folgeerkrankungen, die erst zu einem späteren Zeitpunkt auftreten könnten, von vorneherein vermeiden.

Doch zumindest derzeit bezahlen die gesetzlichen Krankenkassen ein solches Screening nur bei Erwachsenen, die bereits unter anhaltenden oder häufig wiederkehrenden Beschwerden wie z. B. Oberbauchschmerzen, Übelkeit oder Völlegefühl leiden. Wer solche Symptome hat, dem stehen eine Diagnostik und – bei positivem Ergebnis der Untersuchung – die Entfernung bzw. Eradikation des Krankheitserregers mit der Triple-Therapie als Kassenleistung zu.

Etwas Gutes bei rheumatischen Beschwerden wäre es, sich eventuell auch auf eine Hp-Infektion untersuchen zu lassen. Der Keim könnte möglicherweise die Ursache für das Rheuma sein.

Entstehung eines nicht bakteriell bedingten Magengeschwürs

In wenigen Fällen kann der Arzt bei einem Magengeschwür keine Infektion mit Helicobacter pylori finden. Dann liegt die Ursache für die Erkrankung tatsächlich dort, wo sie bis vor 20 Jahren generell vermutet wurde: Stress, der die Magensäureproduktion überschießen lässt, schleimhautschädigende Medikamente wie beispielsweise Acetylsalicylsäure (in Aspirin) und Paracetamol, aber auch Alkohol und Kaffee haben dann die Oberfläche der Magenschleimhaut derart angegriffen und geschädigt, dass sie mit einer Geschwürbildung reagiert.

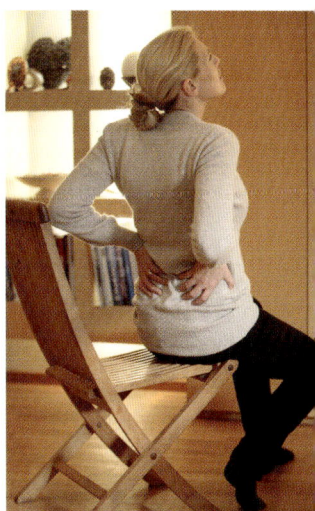

• Das geschieht dann in etwa so: Die Salzsäure im Magensaft ist aggressiv, das Bicarbonat (alkalische Substanz, »Säurepuffer«)

Etwas Gutes für sich können Sie tun, wenn Sie zwar keine Magenprobleme haben, aber ständig schlapp und müde sind: Lassen Sie sich auf HP untersuchen, denn manchmal löst die Infektion mit dem Keim auch Blutarmut und Vitaminmangelzustände aus.

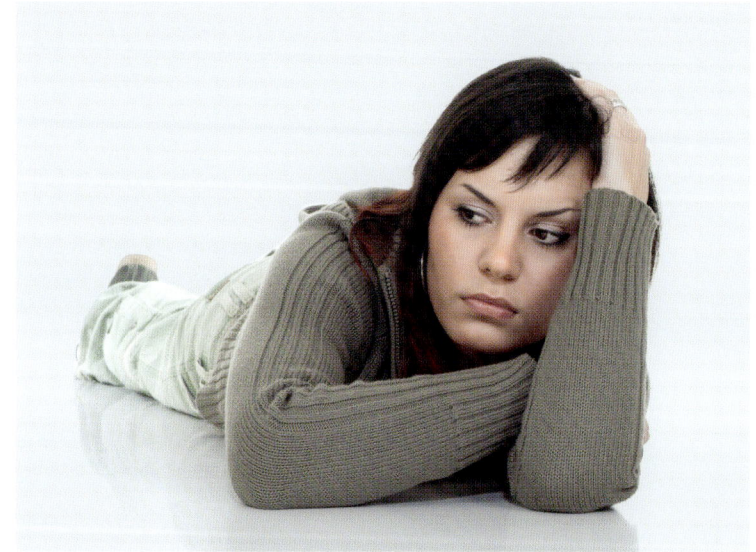

in der Magenschleimhaut defensiv, also verteidigend bzw. schützend. Beide Substanzen halten also eine Balance aufrecht. Ist aber die Bicarbonatproduktion durch die genannten Ursachen zu gering, schädigt die Salzsäure die Magenschleimhaut. Es bildet sich eine Entzündung und auf Dauer kommt es dadurch zu einer Erosion der Schleimhaut. So kann die Säure nach einer Weile auch tiefere Schichten der Magenwand attackieren, wodurch sich schließlich ein oder mehrere Geschwüre (medizinisch: Ulcus, Mehrzahl: Ulzera), bilden.

- Ein Magengeschwür verrät sich übrigens fast immer durch den »Nüchternschmerz«: Der Magen tut vor allem weh, wenn er leer ist. Denn dann kann die Salzsäure ungehindert wüten.
- Auch ein nicht bakteriell bedingtes Magengeschwür ist heutzutage gut heilbar. Während früher meist operiert wurde, behandeln Gastroenterologen heute Geschwüre fast immer erfolgreich mit Säureblockern wie Protonenpumpenhemmern. Sie stoppen die Magensäure so wirkungsvoll, dass die Beschwerden nachlassen und das Magengeschwür abheilen kann.

Magenkrebs als Spätfolge von Magenerkrankungen

Da bis zum 45. Lebensjahr Magenkarzinome selten sind, kann bei jungen Patienten mit Hp-positivem Atem- oder Stuhltest gleich mit der Eradikation begonnen werden (Teste-und-Be-handle-Strategie). Bei massiven Magenbeschwerden ab 45 Jahren oder bei Alarmzeichen für Krebs ist eine gründliche Unter-suchung per Magenspiegelung unverzichtbar.

Da die Zellen der Magenschleimhaut und die verschiedenen Heli-cobacter-Stämme unterschiedliche Eigenschaften haben, seien nicht alle Menschen gleichermaßen betroffen, so die Meinung von Fachärzten: Bei einigen Personen heftet sich der Keim besser an die Schleimhautzellen als bei anderen. Ähnliches könnte auch gelten, wenn das Bakterium in die Blutbahn gelangt und so andere Zellen, beispielsweise in Gelenken, erreicht.

Magenkrebs als vermeidbare Folge

Heute weiß man, dass eine Infektion mit Hp meist zunächst zu chronischer Gastritis, dann zu Magen- und Zwölffingerdarmge-schwüren und schließlich in sehr vielen Fällen auch irgendwann zu Magenkrebs führen kann. Immer vorausgesetzt, die Infektion wurde nicht entdeckt und behandelt.

Immer wieder bestätigen Studien, dass Hp das Krebsrisiko enorm erhöht. Eine Studie aus Taiwan zeigte z. B.: Von 1225 Studien-teilnehmern erkrankten nur diejenigen Patienten an Magenkrebs, die mit Helicobacter pylori infiziert waren. In der Studienzeit von durchschnittlich 6,3 Jahren entwickelten sieben von 618 Patien-ten mit einer Infektion ein Karzinom (Krebs) des Magens, aber kein einziger der 607 nicht-infizierten Patienten.

Fazit der Wissenschaftler aus Kaohsiung in Taiwan: Es steht außer Zweifel, dass die Effekte einer Helicobacter-Infektion sich langsam – meist über Jahrzehnte – entwickeln und verschiedene Stadien durchlaufen, bis es zum Krebs kommt. Um einer Magenkrebserkrankung vorzubeugen, sollten nach ihrer Ansicht besonders Risikopatienten möglichst früh auf eine Helicobacter-Infektion untersucht und mit einer Triple-Therapie behandelt werden.

Fleisch als hoher Risikofaktor

Etwas Gutes für Ihren Magen tun Sie, wenn Sie möglichst selten rotes Fleisch wie z.B. Gulasch oder Steak essen. Hin und wieder kein Problem, doch der häufige Verzehr plus eine Hp-Infektion erhöht das Magenkrebsrisiko enorm.

Ganz klar: Risikofaktor Nummer eins ist eine Infektion mit Helicobacter pylori bzw. daraus entstehende chronische Magenschleimhautentzündungen und Geschwüre. Doch dieses hohe Risiko erhöht sich noch weiter auf das Fünffache, wenn Betroffene viel Fleisch essen. Das ergab die Datenauswertung von über 500 000 Personen der EPIC-Studie (European Investigation into Cancer and Nutrition). Danach erkrankten 330 der Studienteilnehmer an einem Magenkarzinom – sämtlich Menschen, die sowohl mit Helicobacter infiziert waren, als auch im Durchschnitt täglich etwa 100 Gramm oder mehr Fleisch aßen. Testpersonen, die keine Infektion mit dem Bakterium hatten, konnten hingegen Fleisch essen, ohne an Krebs zu erkranken.

Bis heute ist allerdings unklar, warum der Fleischkonsum in Kombination mit dem »Magenteufel« so fatale Folgen hat. Die Forscher vermuten, dass dieser Fakt mit dem hohen Eisengehalt von rotem Fleisch zusammenhängt:

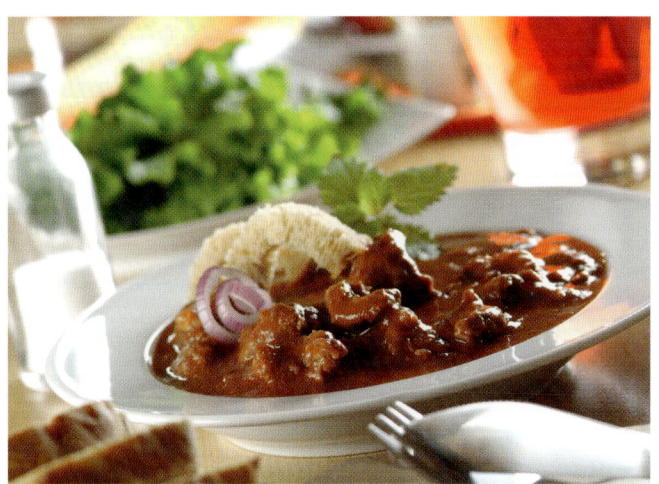

Das Bakterium benötigt zum Gedeihen und Überleben Eisen – daher auch der oft auffällige Eisenmangel bei Helicobacter-Patienten – und wird also möglicherweise durch regelmäßigen Fleischverzehr damit quasi gemästet. Übrigens: Bei Geflügelfleisch erhöht sich das Magenkrebsrisiko nicht.

Andere Risikofaktoren

Gastroenterologen und andere Experten sind sich darin einig, dass noch weitere Faktoren eine wichtige Rolle bei einer Magenkrebserkrankung spielen können.

Ernährung: Die Infektion mit Helicobacter ist eine Hauptursache, aber als zumindest zusätzlich gefährdet gelten alle Menschen, die eine eher ungesunde Lebensweise pflegen. So fällt bei vielen Magenkrebspatienten auf, dass sie bei Obst und Gemüse vor der Erkrankung sehr sparsam zugegriffen hatten.

Genussgifte: Besonders aber übermäßiger Alkoholkonsum und Rauchen können die Magenschleimhaut auch ohne eine Helicobacter-pylori-Infektion so schädigen, dass ebenfalls eine chronische Schleimhautentzündung mit all ihren negativen Folgen entsteht. Erschwerend hinzu kommt in solchen Fällen dann noch, dass die krebserregenden Substanzen in Alkohol und Tabak durch die Schleimhautschädigungen obendrein doppelt leichtes Spiel haben, die bereits geschwächten Zellen noch erheblich mehr zu schädigen.

Vererbung: Noch immer nicht ganz klar ist den Fachleuten, ob die Veranlagung für Magenkrebs erblich ist oder nicht. Fest steht zwar, dass Kinder und Geschwister von Magenkrebspatienten statistisch ein höheres Erkrankungsrisiko haben. Doch die Wissenschaftler sind sich nicht sicher, ob das auf die gemeinsamen Erbanlagen zurückzuführen ist oder eventuell »nur« auf die in der Familie vor allem in der Kindheit geteilten hygienischen Verhältnisse. Denn eine Tatsache ist, dass die meisten Erkrankungen bzw. Helicobacter-Infektionen im frühen Kindesalter erfolgen und mit den Hygienebedingungen zu tun haben.

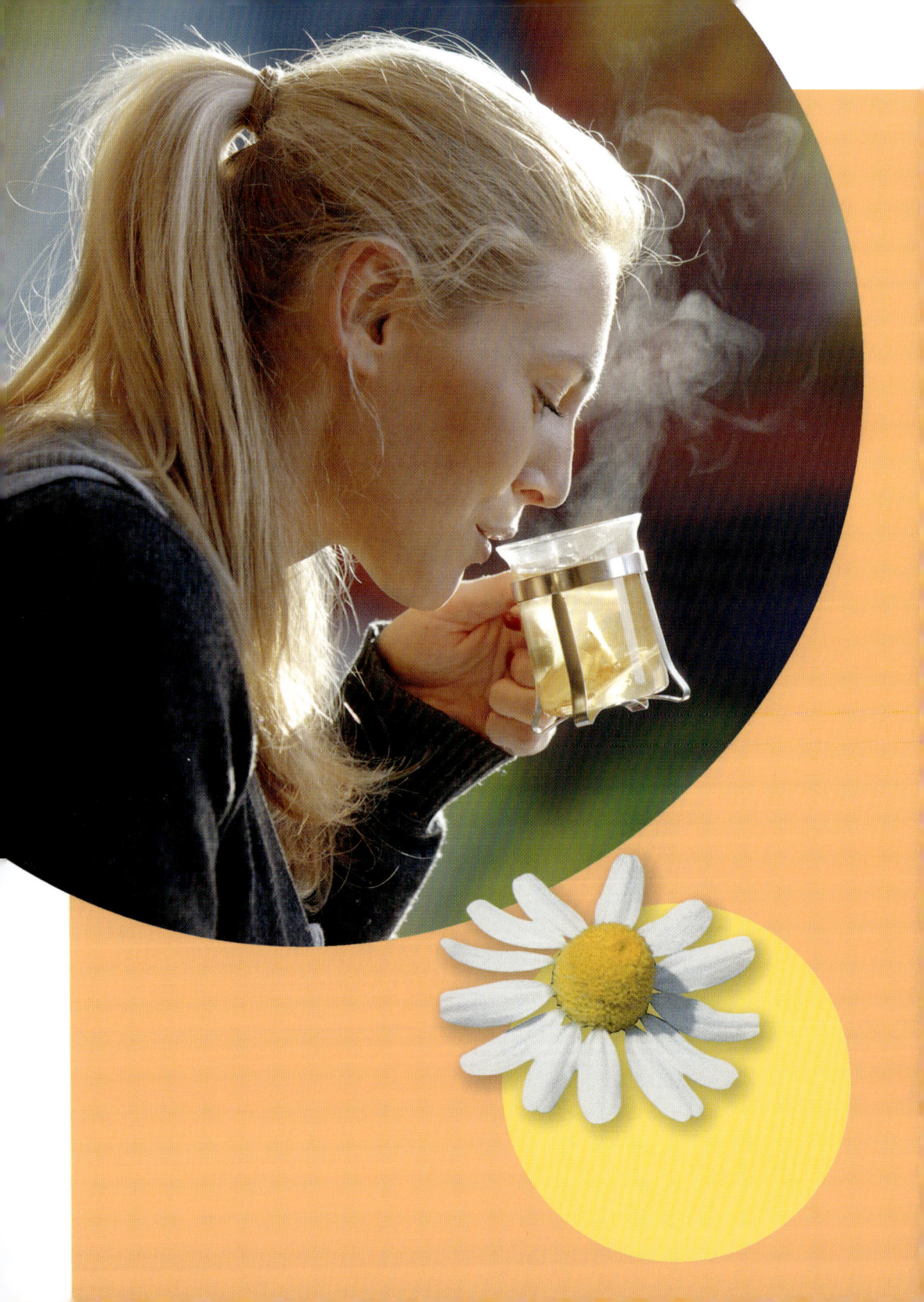

Sanfte
Heilung für
den Magen

Das hilft bei akutem Sodbrennen

Durch ein rezeptfreies Antazidum, also ein säureneutralisierendes Medikament, wird eventuelles Aufstoßen nicht nur gebremst, sondern auch weniger schmerzhaft oder unangenehm.

Wer unter akutem Sodbrennen leidet, nimmt diese Säureblocker am besten etwa eine Stunde nach der letzten Mahlzeit und anschließend bis zum endgültigen Abklingen der Beschwerden vier- bis sechsmal täglich ein.

Wichtig: Um mögliche Wechselwirkungen zu vermeiden, müssen Sie andere Medikamente wie z. B. Antibiotika möglichst zeitversetzt zu sich nehmen – günstig ist es, sie ein bis zwei Stunden vor oder nach Einnahme eines Antazidums zu schlucken.

Etwas Gutes für Ihren Magen: ein Glas Milch bei saurem Aufstoßen. Das Getränk kann einen Magensäureüberschuss rasch neutralisieren.

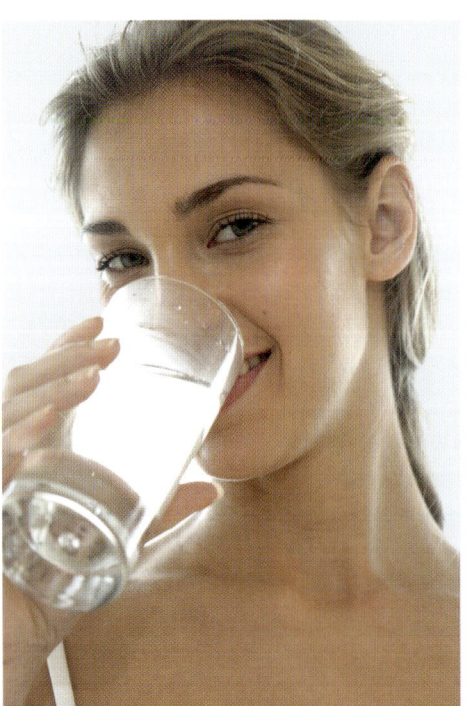

Natürliche Hilfe aus der Speisekammer

Milch

- Hat man kein Medikament gegen Sodbrennen im Haus, ist als »Erste Hilfe« auch eventuell ein Glas Milch hilfreich, denn Milch kann ebenfalls das Zuviel an Magensäure neutralisieren.
- Allerdings sollte es in diesem Fall fettarme (1,5 Prozent Fett) und möglichst lauwarme Milch sein, da sonst die Belastung für den Magen eher weiter steigt und sich das Sodbrennen noch verstärken kann.

Kartoffelsaft – ein Spezialtipp nicht nur für schwangere Frauen

* Einige Naturheilkundler empfehlen bei Sodbrennen und saurem Aufstoßen auch rohen Kartoffelsaft. Frisch gepresster Kartoffelsaft soll bei Sodbrennen als basischer Puffer wirken und bremst die Bildung von Magensäure.
* Sie können den Saft selbst herstellen – dann aber unbedingt drauf achten, dass Sie keine grün verfärbten Stellen der Knolle verwenden! – oder als Presssaft in Apotheken und Reformhäusern kaufen.
* Speziell schwangere Frauen machen mit frisch gepresstem, rohem Kartoffelsaft manchmal besonders gute Erfahrungen, da dieses Getränk für Mutter und Kind harmlos ist und darüber hinaus auch zur Vorbeugung gegen Sodbrennen eingenommen werden kann.

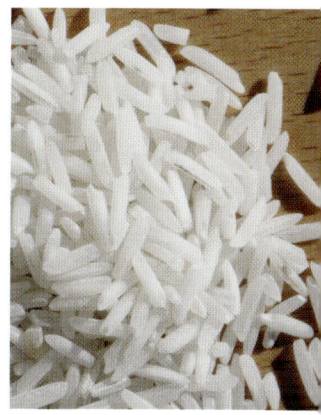

Etwas Gutes für Ihren Magen können Sie mit dem »Geheimrezept« schwangerer Frauen tun: Bei Sodbrennen zerkauen Sie rohe Reiskörner zuerst ein wenig und schlucken sie dann hinunter.

Reis

* Es gibt auch Fälle, in denen Patienten darauf schwören, dass ein bis zwei Esslöffel roher Reis Wunder wirkt. Ausprobieren kann keinesfalls schaden.
* Damit die Körner besser rutschen, sollten Sie sie am besten mit viel Flüssigkeit nach und nach einnehmen (gut zerkauen) oder unter ein Joghurt rühren.

Brot

* Manchen von saurem Aufstoßen Geplagten hilft es auch, etwas trockenes Brot oder ein trockenes Brötchen zu kauen. Das Gebäck sollte nicht zu frisch sein, in diesem Fall ist es sogar umso besser, je altbackener es ist.
* Als besonders wohltuend empfinden manche Betroffene Zwieback oder leicht geröstetes Toastbrot.
* Wichtig ist dabei, nur kleine Bissen zu nehmen und vor allem sehr langsam und ausgiebig zu kauen, bis eine Art Brei entstanden ist.

Was Sie noch tun können

Etwas Gutes für Ihren Magen können Sie tun, wenn Sie beim Schlafen Ihren Kopf etwas höher lagern. Dadurch steigt die Magensäure nicht mehr auf und Sie können trotz Sodbrennen ungestört schlafen.

- Dass Sie bei akutem Aufstoßen bzw. Sodbrennen keine alkoholischen Getränke zu sich nehmen und auch nicht rauchen sollten, dürfte klar sein.
- Kohlensäure (beispielsweise in Mineralwasser oder Limonaden) ist ebenso wenig ratsam, da sie – wie übrigens auch Kaffee – zu den sogenannten »Säurelockern« zählt.
- Besonderen Appetit werden Sie bei Sodbrennen ohnehin kaum haben – trotzdem wäre es keine gute Idee, die Symptome mit Hungern kurieren zu wollen. Denn ein leerer Magen neigt noch mehr dazu, übermäßig viel Säure zu bilden. Essen Sie also auch bei Beschwerden auf jeden Fall kleine Portionen von dem, was Ihnen gut bekommt.
- Falls Sie besonders nachts unter Sodbrennen leiden, kann es hilfreich sein, das Kopfende des Bettes um zehn bis 15 Zenti-

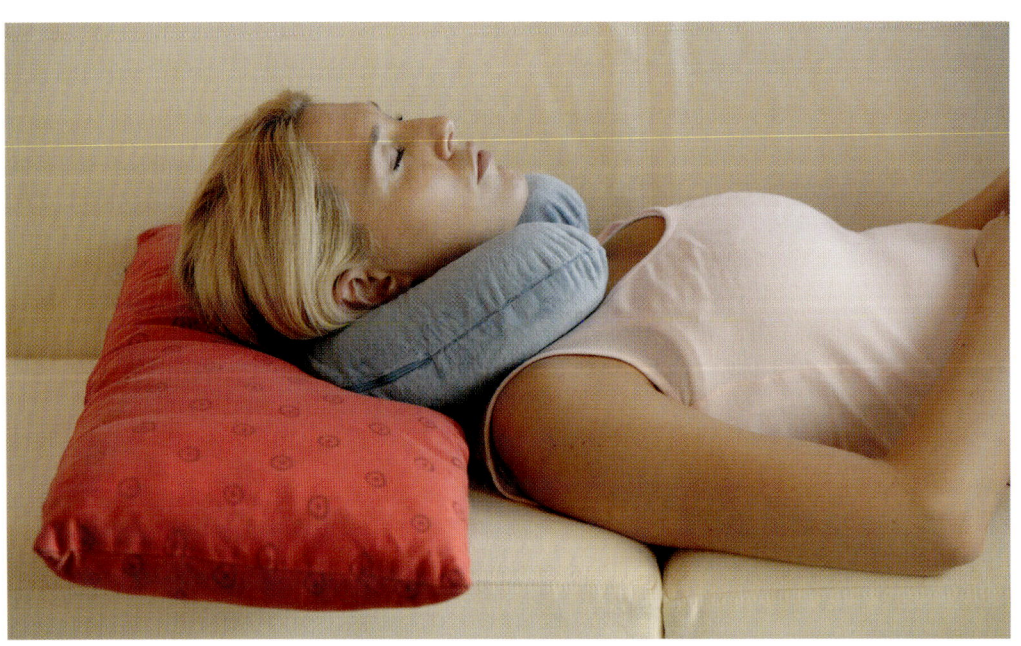

meter höher zu stellen. Der Grund: Liegt der Kopf hoch, ist der Rückfluss von Magensäure zurück in die Speiseröhre rein anatomisch nicht mehr möglich.

Tipp: Wer an seinem Bett kein verstellbares Kopfende hat, behilft sich ganz einfach mit Kissen. Sehr gut dazu geeignet sind auch spezielle Nackenkissen, die an sich für Menschen mit Wirbelsäulenproblemen hergestellt werden. Sie sind bequem und lassen sich auch auf die Reise mitnehmen.

- Falls das Sodbrennen erstmals und öfter auftritt, nachdem Sie ein neues Medikament einnehmen, kann es eine Nebenwirkung des Arzneimittels sein. Bestimmte Herz- oder Asthmamittel beispielsweise führen nicht selten vermehrt zu saurem Aufstoßen. In so einem Fall besprechen Sie am besten mit Ihrem Arzt, ob das Medikament eventuell gegen ein anderes ausgewechselt werden kann.

Bewährte Medikamente im akuten Fall

Außer den bereits erwähnten Säurehemmern, den Antazida, gibt es noch zwei Typen von Medikamenten, die bei einer zu starken Säureproduktion und den daraus entstehenden Beschwerden wie Reflux bzw. Sodbrennen oder auch Schmerzen und Krämpfen gut helfen.

H2-Blocker

Zum einen sind das die H2-Blocker, die eine Bildung von Magensäure unterbinden. Allerdings wirken diese Mittel erst nach etwa 12 bis 16 Stunden.

Protonenpumpenhemmer

Besonders wirksam, allerdings am teuersten sind die Protonenpumpenhemmer. Auch sie blockieren die Sekretion der Magensäure – und zwar sehr effizient. Außerdem haben sie die geringsten Nebenwirkungen und werden auch von sehr empfindlichen Menschen meist gut vertragen.

Das hilft bei akuten Magenschmerzen

Ob wegen eines Reizmagens, also einer funktionellen, nicht-organischen Störung, oder wegen einer akuten Gastritis: Schmerzt der Magen, kann das äußerst quälend sein. Auch hier können Sie das Leiden aber durch Selbsthilfe lindern.

Sanfte Hausmittel für den Magen

Besonders gut tut Betroffenen in aller Regel Wärme. Schon eine Wärmflasche kann dafür sorgen, dass Krämpfe und Brennen im Oberbauch relativ schnell nachlassen. Dass das eine reale und nicht nur eingebildete Wirkung ist, fanden britische Forscher heraus. Sie konnten nachweisen, dass Schmerzen – beispielsweise bei Bauchkrämpfen – durch eine verminderte Durchblutung und durch Dehnung der Organe entstehen. Die Schmerzrezepto-

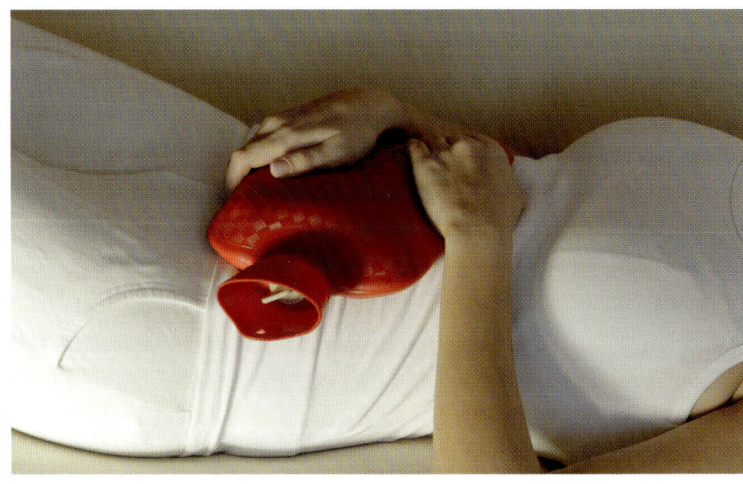

Etwas Gutes für Ihren schmerzenden Magen können Sie tun, indem Sie eine heiße Wärmflasche auf den Oberbauch legen – eine wahre Wohltat.

ren werden dabei durch Gewebeschädigungen aktiviert. Dieser Effekt lässt sich aber austricksen: Wird die Haut in der Nähe des Schmerzherdes auf über 40 °C erwärmt, springen bestimmte Wärmerezeptoren an, die ihrerseits dann die Schmerzsensoren blockieren. Mit dem Ergebnis, dass man die Schmerzen nicht mehr spürt.

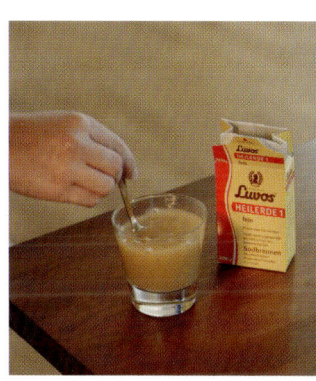

Magenwickel

Etwas aufwendiger als eine Wärmflasche, aber für manche Menschen noch wohltuender und von ähnlicher Wirkung ist ein feuchtwarmer Magenwickel. Man kann ihn beliebig oft wiederholen, bis die Schmerzen nachlassen.

Und so geht's: Ein Küchenhandtuch in heißes Wasser tauchen, gut auswringen und auf den Magenbereich (etwa vom Ansatz der untersten Rippen bis zum Nabel) legen. Ein zweites, trockenes Küchentuch und zum Schluss ein sauberes, trockenes Frotteehandtuch oder einen breiten Wollschal drüber legen. Bettruhe einhalten und den Wickel wirken lassen, bis er abkühlt.

Etwas Gutes für Ihren Magen ist eine Rollkur mit in Wasser oder Kamillentee aufgelöster Heilerde. Sie bringt rasche Linderung bei Magenschmerzen.

Rollkur

Gute Erfahrungen machen auch viele mit einer sogenannten Rollkur: Überbrühen Sie 20 Gramm Kamillenblüten und zehn Gramm Melissenblätter (aus der Apotheke) mit ½ Liter kochendem Wasser. Das Ganze drei bis sechs Minuten ziehen lassen, abseihen und schluckweise langsam trinken. Damit der Tee die Magenwand vollständig umspült, legt man sich nach dem Trinken zunächst zehn Minuten auf den Rücken. Anschließend dreht man sich zehn Minuten auf die linke Seite, danach weitere zehn Minuten auf den Bauch und zum Abschluss zehn Minuten auf die rechte Seite. Am besten wirkt diese Prozedur morgens bei nüchternem Magen: Die Magenwände werden dabei gleichmäßig von der warmen und heilsamen Flüssigkeit umspült und dadurch beruhigt.

Den gleichen Effekt erzielen Sie auch, wenn Sie statt des Kamillen-Melissen-Tees Heilerde für die innerliche Anwendung (ein

Bewährte Medikamente im akuten Fall

- **Nux vomica** (Brechnuss), gilt bei vielen Heilpraktikern als wirksames Mittel bei nicht-organisch bedingten Magenschmerzen bzw. dann, wenn noch keine Gastritis besteht.

- Ebenfalls geeignete homöopathische Mittel sind **Lycopodium** (Bärlapp) oder **Magnesium phosphoricum** (Magnesiumphosphat).

- Speziell bei Reizmagen und nervös bedingten Beschwerden ist **Bismutum subnitricum** (basisches Wismutnitrat), ein weißes Pulver, häufig Mittel der Wahl.

- Gegen überschüssige Säure im Magen wirkt die Rinde der **Robinia pseudoacacia** (Falsche Akazie).

- Entzündungen der Magenschleimhaut behandeln viele Homöopathen auch mit Wurzelextrakten einer Schwertlilienart: **Iris versicolor**.

Wichtig: Alle homöopathischen Mittel können zur Selbsthilfe in akuten Fällen dienen – müssen aber in jedem Fall von einem dafür ausgebildeten Heilpraktiker oder einem Arzt mit Zusatzausbildung für Homöopathie verordnet werden!

Teelöffel auf ein Glas zimmerwarmes Wasser) verwenden: Sie legt eine schützende Schicht über die Magenschleimhaut, sodass sich die gereizte Schleimhaut beruhigen kann. Wer möchte, kann natürlich auch beide Wirksubstanzen kombinieren und Heilerde in Kamillentee einrühren.

Hilfreiche Kräuter und Gewürze

In leichteren Fällen können Sie Brennen, Krämpfe und Koliken auch erst einmal mit ganz einfachen Mitteln zu bekämpfen versuchen.

Pfefferminze und Kamille: Probieren Sie es z. B. ruhig einmal mit frisch gebrühtem Tee aus Pfefferminze. Dieses Kraut gilt seit Jahrhunderten zurecht als ebenso lindernd und heilsam bei Magenbeschwerden wie Übelkeit, Schmerzen und Krämpfen wie die

Kamille. Übrigens hilft manchem Betroffenen auch Pfefferminzöl gegen Schmerzen und Krämpfe, und zwar sowohl äußerlich wie innerlich angewandt.

Fenchel: Fencheltee wirkt besonders bei Krämpfen und Blähungen (die speziell bei Reizmagen oft zusätzlich bestehen).

Kümmel: Das Gewürz fördert die schnellere Vorverdauung schwerer und fetter Speisen in Magen und Dünndarm und hilft außerdem, Völlegefühl sowie Krämpfe zu lindern.

Süßholz: Diese Wurzel kann bei akuter Magenschleimhautentzündung hilfreich sein und krampflösend wirken. Das Süßholz, aus dem auch Lakritze hergestellt wird, gehört zur Familie der Schmetterlingsblütler. Sein Saft enthält als wichtigsten Inhaltsstoff Glycyrrhizin, das nachweislich beruhigend und entkrampfend auf den Magen wirken kann. Allerdings macht auch hier die Dosis das Gift: Mehr als 100 Milligramm dieses Stoffes pro Tag können wiederum der Gesundheit eventuell schaden. Doch diese Menge ist nur bei sehr hohem Verzehr von Süßholzwurzel (aus Apotheke und Reformhaus) oder Lakritze zu erreichen.

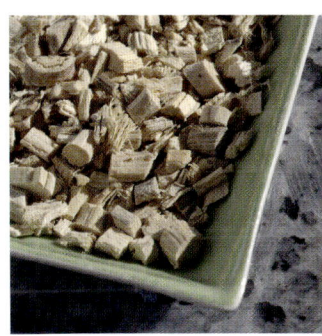

Etwas Gutes für Ihren Magen steckt in den getrockneten Wurzeln der subtropischen Süßholzpflanze: Ihr Hauptwirkstoff wirkt beruhigend und lindernd auf einen gereizten Magen.

Es macht Sinn, Kräuter und Kräutertee in der Apotheke oder in Reformhäusern und Bioläden zu kaufen. Zwar bezahlen Sie dort meist etwas mehr, doch dafür können Sie sicher sein, dass es sich um garantiert naturreine und unbelastete Produkte handelt.

Spezielle Magentees

Zwei besonders hilfreiche Mischungen für heilsame und lindernde Magentees sind die folgenden:

Tee gegen nervöse Magenbeschwerden und bei Reizmagen:
Mischen Sie 20 Gramm Melissenblätter und je zehn Gramm Kamillen- und Orangenblüten sowie zehn Gramm Schafgarbenkraut und überbrühen Sie diese mit ¼ Liter kochendem Wasser. Abgedeckt zehn Minuten lang ziehen lassen. Jeweils morgens und abends eine Tasse davon trinken.

Etwas Gutes für Ihren Magen enthalten die Früchte des Leins: Wertvolle Öle, die aus den Leinsamen gewonnen werden, lindern die Beschwerden einer angegriffene Magenschleimhaut.

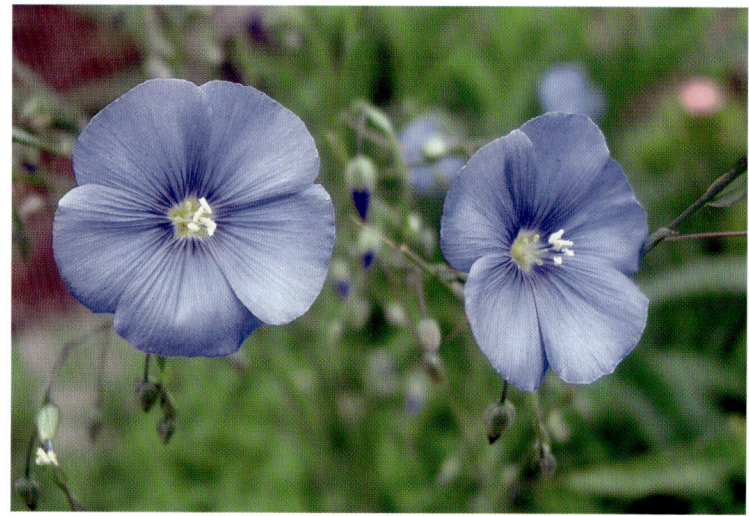

Tee gegen Beschwerden bei Gastritis: Stellen Sie eine Mischung aus 30 Gramm Kamillenblüten, je zehn Gramm zerstoßenem Kümmel und Tausendgüldenkraut sowie je fünf Gramm Pfefferminzblättern und Sennesschoten her. Von dieser Mischung überbrühen Sie zwei Teelöffel mit ¼ Liter siedendem Wasser und lassen das Ganze abgedeckt zehn Minuten lang ziehen. Trinken Sie morgens und abends nach dem Abseihen jeweils eine Tasse von diesem Tee.

Leinsamen bei Gastritis und Reizmagen

Die Samen der Leinpflanze sind nicht nur bewährt als sanfte Beschleuniger einer zu trägen Verdauung – sie können auch bei gereizter oder entzündeter Magenschleimhaut helfen. Am besten bereiten Sie einen Brei daraus: Zwei Teelöffel Bioleinsamen mit 200 Milliliter heißem Wasser übergießen, abdecken und etwa 20 Minuten quellen lassen. Dabei ab und zu umrühren. Dann die übrige Flüssigkeit abgießen und die aufgequollenen Leinsamen langsam essen. Durch das Quellen werden sie für einen gestressten Magen verträglicher und können ihre heilsame Wirkung besser entfalten.

Erste Hilfe bei Übelkeit und Erbrechen

Ähnlich wie bei Durchfällen hat man bei diesen höchst unangenehmen Beschwerden meist eine recht deutliche Ahnung, woher sie stammen. Entsprechend kann und muss dann auch die Selbsthilfe aussehen. Als Ursache stellen sich sehr oft Unverträglichkeiten oder Vergiftungen heraus – also beispielsweise mit Keimen verunreinigte Lebensmittel, zu scharfes Essen, zu fettes und zu reichliches Essen oder ein Übermaß an Alkohol. Grundsätzlich gilt die Faustregel: Nehmen Sie Erbrechen erst einmal als notwendiges und heilsames Übel hin. Denn genauso, wie der Darm mit Durchfall dafür sorgt, dass schädigende Stoffe postwendend aus dem Körper befördert werden, tut das der Magen auf seine Weise damit ebenfalls. Eine Ausnahme besteht natürlich bei Schwangeren und bei Menschen, die sich einer Chemotherapie unterziehen müssen – hier haben Übelkeit und/oder Erbrechen andere Gründe.

Ansonsten aber liegt es also in der Natur der Sache, dass sich die Beschwerden relativ schnell von selbst erledigen. Denn der Körper entsorgt ja die Auslöser dafür schleunigst.

Wann Sie zum Arzt müssen

Müssen Sie länger als einen Tag lang immer wieder erbrechen, kommt dabei nur noch Gallenflüssigkeit, leiden Sie noch zusätzlich an starkem Durchfall oder starken Kreislaufbeschwerden? Dann sollte unbedingt ein Arzt die genaue Ursache klären. Das gilt natürlich auch dann, wenn Sie außerdem Fieber haben. Besonders vorsichtig sollte man sein, wenn Kinder, alte oder durch schwere Krankheiten bereits geschwächte Menschen an Erbre-

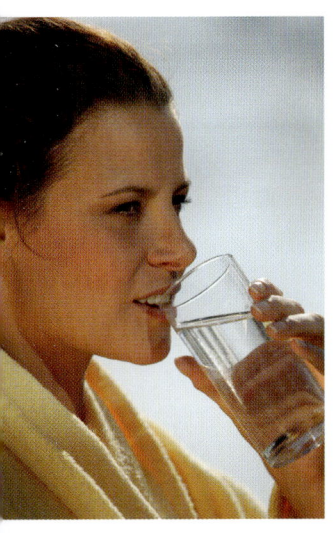

chen leiden. Sie können durch hohe Flüssigkeitsverluste schnell regelrecht austrocknen, was Lebensgefahr bedeuten kann. Zögern Sie in solchen Fällen nicht mit einem möglichst frühzeitigen Arztbesuch und rufen Sie eventuell – nachts oder am Wochenende – den Notarzt!

Aber auch ansonsten gilt: Starke Beschwerden, die nicht allmählich nachlassen, können auf eine Infektion mit Bakterien wie Salmonellen deuten. Auch da muss möglichst umgehend ein Arzt helfen, der dann eventuell ein Antibiotikum verschreiben wird.

Natürliche Hilfe aus der Speisekammer

Etwas Gutes für Ihren »verdorbenen« Magen tun Sie, wenn Sie vorwiegend flüssige Nahrung zu sich nehmen. Am schonendsten bei Erbrechen ist stilles Wasser oder Tee.

Bis sich die Lage im Magen wieder beruhigt, hat man meist keinen Appetit. Was auch Sinn macht, denn Essen tut natürlich nicht gut. Trinken hingegen hat große Bedeutung, denn bei Erbrechen verliert der Körper viel Flüssigkeit. Durch das dabei entstehende Ungleichgewicht im Salzhaushalt kann es dann zusätzlich noch zu Kreislaufproblemen kommen. Trinken Sie daher so viel Tee (Kamille, Pfefferminze, Fenchel) wie möglich, aber stets in kleinen Schlucken. Wem der Geschmack im akuten Stadium zuwider ist, der kann auch zu zimmerwarmem, stillem Mineralwasser greifen.

Ingwer als Mittel bei Übelkeit

Bauchkrämpfe und Übelkeit? Besänftigen Sie den murrenden Magen mit Ingwer.

- Die ätherischen Öle darin, vor allem die Gingerole, regen auf natürliche Weise die Speichel- und Gallensaftproduktion sowie die Verdauung an.
- Außerdem verhindert das ebenfalls in der Wurzel steckende ätherische Öl Linalool unangenehme und schmerzhafte Blähungen.

- Sogar bei Magengeschwüren soll Ingwer neueren Forschungen zufolge helfen.
- Das Ingwerenzym Zingibain gilt obendrein als Eiweiß spaltend. Wer bei Fleischmahlzeiten leicht Magendrücken bekommt, kann das deshalb mit Ingwer (als Gewürz im Essen oder als Tee dazu) verhindern.
- Ganz besonders hilfreich ist die scharfe Wurzel bei Übelkeit mit oder ohne Brechreiz. Dabei spielt keine Rolle, was die Ursache für die Übelkeit ist.
- Studien des Instituts für Komplementäre Medizin der Universität Exeter (Großbritannien) ergaben: Ingwer hilft nachweislich gegen Übelkeit und Erbrechen bei Flug- und Seekrankheit. Wer den Geschmack mag, nimmt also am besten einen Vorrat an Ingwerstäbchen oder kandiertem Ingwer mit an Bord. Ansonsten tun es aber auch Kapseln mit Ingwerextrakt aus der Apotheke.
- Beruht das Unwohlsein auf einem Reizmagen, einer akuten Gastritis, zu üppigem Essen oder zu viel Alkohol, wirkt meist ein Tee aus frischem Ingwer angenehmer. Dazu ein Stück

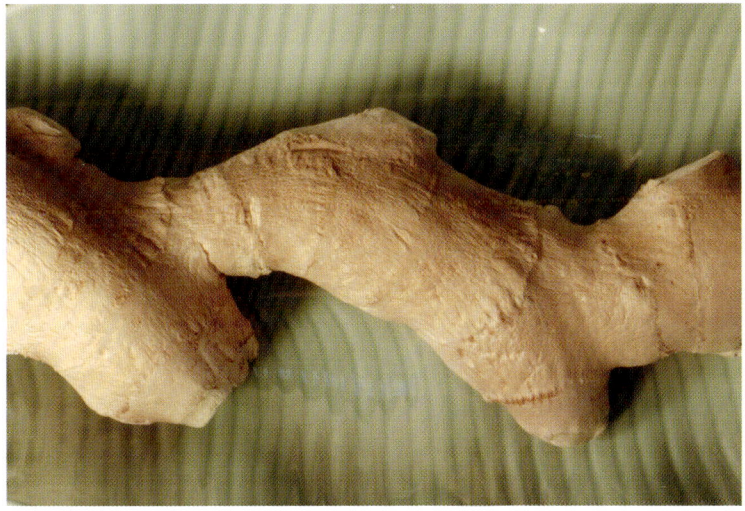

Etwas Gutes für Ihren Magen kann die Ingwerwurzel tun: Ihre Inhaltsstoffe vertreiben Übelkeit und Erbrechen und tragen sogar bei Magengeschwüren zur Heilung bei.

frische Wurzel (etwa fünf bis sechs Zentimeter lang) schälen und in Scheiben schneiden. Mit ¼ Liter kochendem Wasser überbrühen und fünf bis zehn Minuten lang abgedeckt ziehen lassen. Eventuell mit Honig süßen und in kleinen Schlucken trinken. Die Ingwerscheiben können Sie mitessen oder auch vor dem Trinken entfernen, falls Ihr Magen sehr gereizt ist.

Allgemeine Tipps bei akuten Beschwerden

Ein kranker Magen freut sich, wenn er genug zu essen bekommt – aber das wohldosiert: Drei große Hauptmahlzeiten verträgt er weder bei Gastritis noch bei Reizzuständen oder allgemeiner Übersäuerung besonders gut. Besser kommt er klar, wenn Sie ihm zwar ständig, aber nie zu viel zu tun geben, denn ein leerer Magen ist genauso schlecht wie ein überfüllter. Beides kann sich mit einer Verschlimmerung von Symptomen oder einer Verzögerung des Abheilens rächen.

- Essen Sie daher mehrmals täglich kleine Portionen von Lebensmitteln und Speisen, die Sie gut vertragen.

Etwas Gutes für Ihren gereizten Magen sind vor allem leichte Gerichte. Cremesuppen, Brühen und Pürees belasten nicht und genügen im akuten Stadium meist, um den Hunger zu stillen.

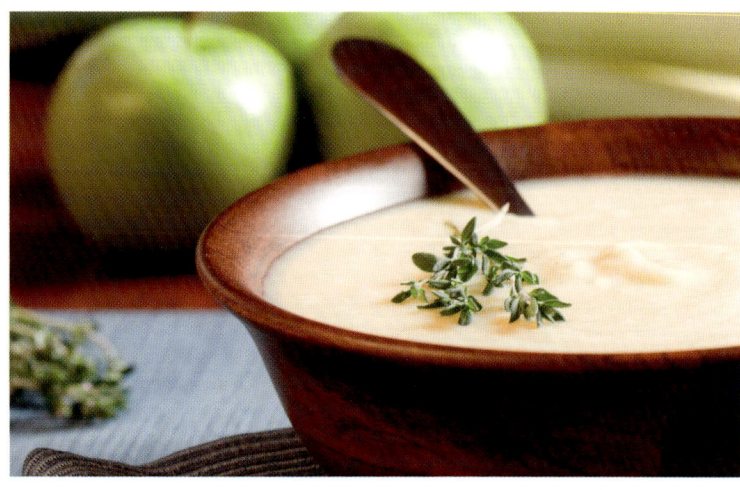

- Essen Sie so langsam wie möglich und achten Sie auf besonders gründliches Kauen, das erleichtert dem Magen die Arbeit und entlastet ihn.
- Bei einer akuten Magenverstimmung muss der Magen sich erst einmal beruhigen. Daher raten Experten, bei Übelkeit und Erbrechen eventuell zwei bis drei Tage ganz auf feste Nahrung zu verzichten bzw. mit dem Essen zu warten, bis der Appetit wiederkehrt. Bis dahin gilt als bewährtes Hausmittel: Ungesüßten Tee trinken und einen eventuell trotz seiner Beschwerden knurrenden Magen mit Zwieback, Knäckebrot, getoastetem Weißbrot und Schleimsuppen besänftigen.

Das Lustprinzip

Sind die Symptome deutlich auf dem Rückzug, können Sie essen, worauf Sie Lust haben und was Ihnen gut bekommt. Das ist überhaupt das »Zauberwort« bei Magenbeschwerden: Während man früher spezielle Schonkost verordnete, wenn ein Patient es »mit dem Magen« hatte, gehen moderne Mediziner von dem Motto aus »Erlaubt ist, was gefällt«. Es hat sich gezeigt, dass der Körper sehr genau weiß, was ihm zuträglich ist und was er braucht. Sie werden beispielsweise kurz nach dem Durchstehen einer akuten Gastritis kaum Appetit auf Schweinebraten oder Eisbein, sondern vermutlich eher auf Kartoffelpüree mit Rührei verspüren.

Richten Sie sich also ruhig nach Ihren Gelüsten. Was Ihnen wirklich schmeckt, bekommt meist auch einem gereizten Magen gut. Ausnahmen bestätigen aber auch diese Regel: Zumindest so lange man akute Beschwerden hat, auch nachlassende, tut man gut daran, auf belastende Kost z. B. Fettgebackenes wie Pommes frites und Paniertes sowie auf Mayonnaise oder fette Wurst zu verzichten – auch dann, wenn man vielleicht Lust drauf verspürt.

Das hilft bei seelisch bedingten Magenbeschwerden

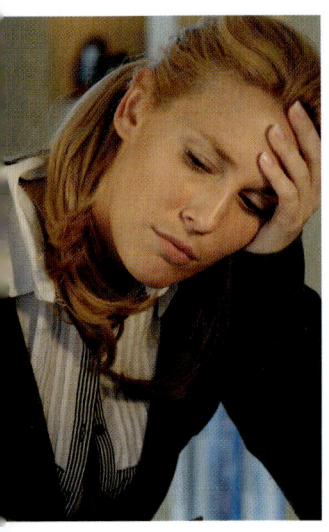

Etwas Gutes für Ihren Magen sind Sorgen und Kummer keinesfalls. Besonders bei einem Reizmagen spielt vor allem seelischer Stress eine wichtige Rolle als Auslöser.

So helfen Sie sich selbst

Helicobacter hin, Magensäureproduktion her – es steht für nahezu sämtliche Fachleute außer Frage, dass Magen und Psyche miteinander zu tun haben. Nicht nur Bakterien, regelmäßiger Alkoholkonsum, Rauchen oder bestimmte Schmerzmittel wie Acetylsalicylsäure oder Ibuprofen schlagen buchstäblich auf den Magen und machen ihn krank. Auch Stress, Kummer und Sorgen schädigen bekanntlich das Organ auf Dauer. Werden wir z. B. rot vor Wut, errötet auch die Magenschleimhaut – und werden wir weiß vor Angst, erblasst auch die Magenschleimhaut, aus der dann das Blut genauso entweicht wie aus unserem Gesicht. Aufregungen wie beim Streit mit dem Chef oder dem Partner sorgen nicht selten dafür, dass sich unser Magen prompt schmerzhaft und krampfartig zusammenzieht. Bei Liebeskummer oder Trauer um einen verstorbenen Menschen reagieren viele mit plötzlichem Appetitmangel: Der Magen drosselt seine Aktivität und die Produktion von Verdauungssäften

»Seelenhygiene«

Zur ersten Hilfe bei Beschwerden wie Reizmagen, Gastritis oder Magengeschwüren gehört also auch auf jeden Fall eine ausreichende »Seelenhygiene«. Sie wirkt nach dem Abklingen der Symptome lebenslang vorbeugend (wenn man sie ernst nimmt und konsequent betreibt), ist aber auch im akuten Stadium wichtig für eine schnellere Heilung. Denn bewusste Ernährung, Naturheilmittel und Medikamente lindern zwar die Beschwerden, gegen die nervösen und psychischen Ursachen einer Magenerkrankung können sie jedoch wenig ausrichten.

Zur Ruhe kommen

Maßnahme Nummer eins bei einem gereizten Magen und akuten Beschwerden muss darum heißen: Neben den rein körperlichen Unterstützungsmitteln verschaffen Sie sich am besten erst einmal Ruhe.

- Legen Sie sich, wenn möglich, mittags und zwischendurch öfter einmal hin und schlafen Sie insgesamt ausreichend.
- Sagen Sie anstrengende und unangenehme Gespräche u. Ä. nach Möglichkeit ab bzw. verschieben Sie sie auf einen späteren Zeitpunkt.
- Müssen Sie arbeiten, schalten Sie ganz bewusst einen Gang zurück und erledigen Sie nur das wirklich Notwendige.
- Wird der der Druck im Job sehr groß und lässt sich auch nicht ohne Weiteres abstellen, besprechen Sie mit Ihrem Arzt, ob eine Krankschreibung eventuell hilfreich wäre.

Etwas Gutes für Ihren Magen bei akuten Beschwerden: Füße hochlegen und Tee trinken. Das ist ideal, denn gerade jetzt ist Ruhe besonders wichtig, damit Sie sich rasch wieder besser fühlen.

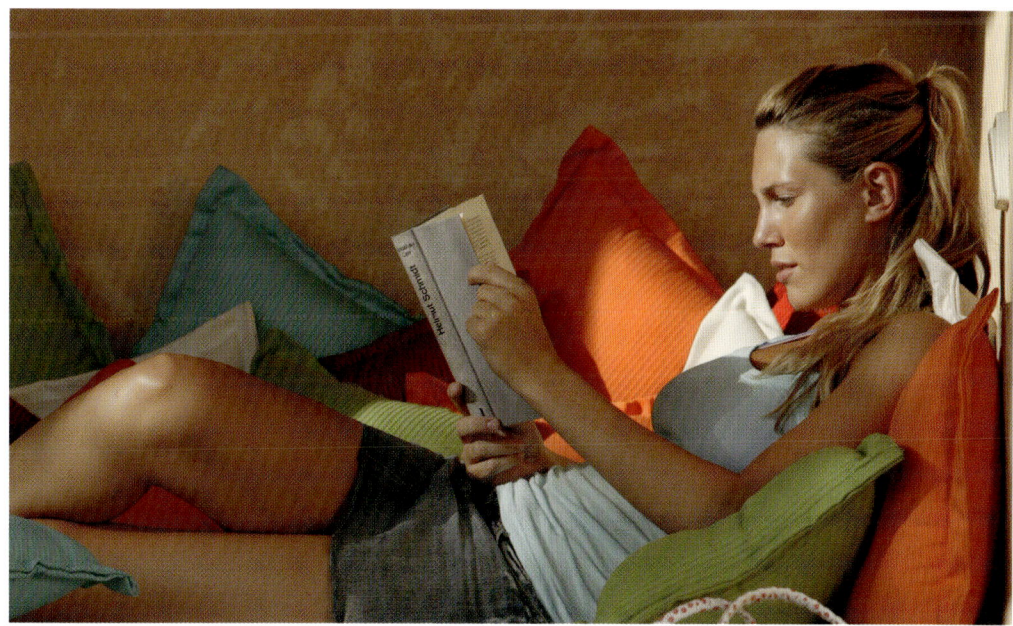

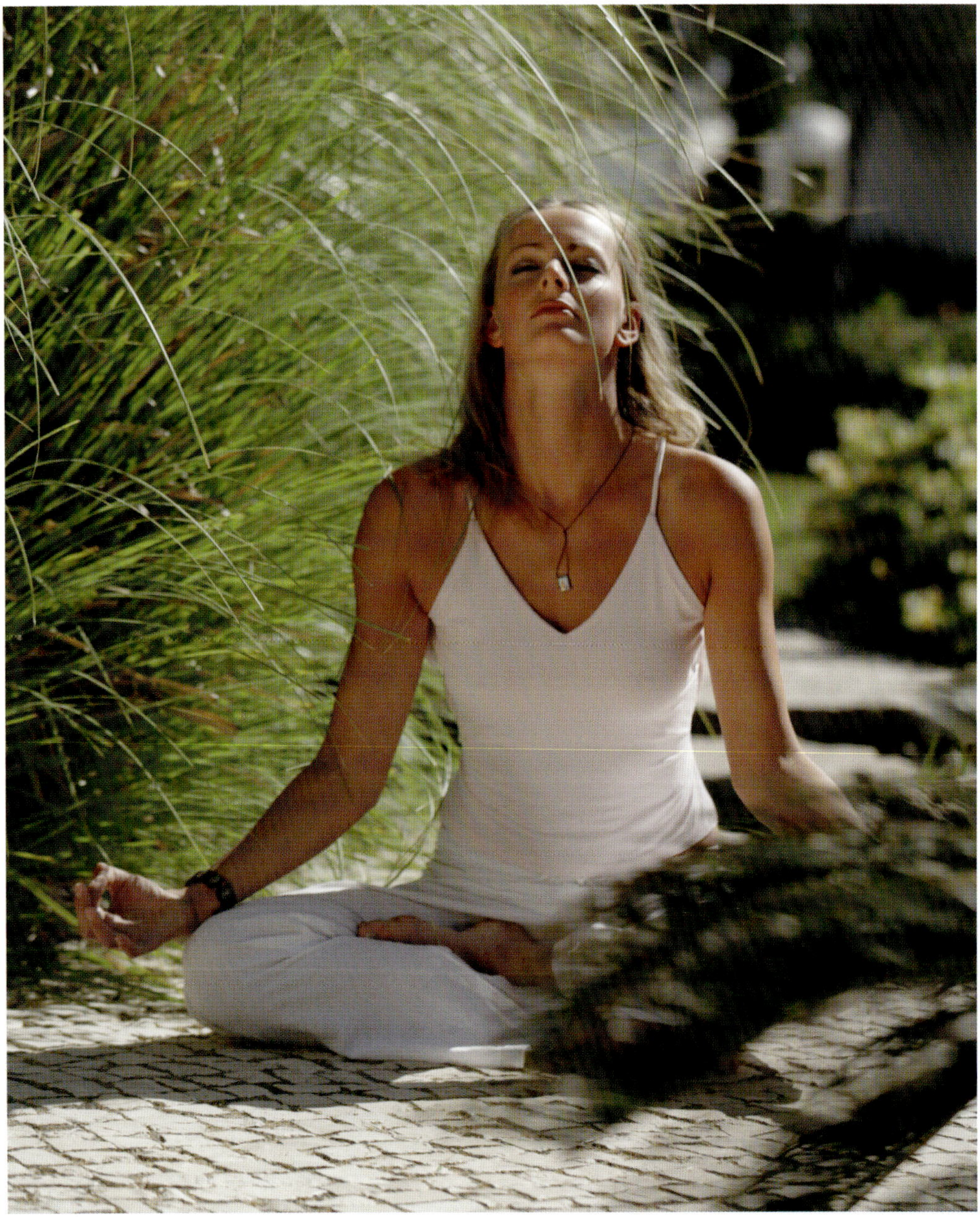

- Suchen Sie ganz gezielt Beschäftigungen aus, die Sie freuen und entspannen: Lesen Sie ein lustiges oder romantisches Buch, schmökern Sie einmal ganz nach Lust und Laune in Zeitschriften, schauen Sie Ihren Lieblingsfilm oder spielen Sie mit Ihrem Kind. Die Liste sieht natürlich für jeden etwas anders aus!
- Nehmen Sie sich Zeit – und zwar nicht nur beim Essen (für den Magen natürlich besonders wichtig!) und beim Schlafen, sondern auch im Alltag. Vermeiden Sie, wo immer irgend möglich, sich unnötig mit zu viel selbst aufgeladenen Aufgaben zu überlasten.
- Nutzen Sie die dadurch gewonnene Muße dazu, einmal ganz in Ruhe darüber nachzudenken, welche Sie schon länger bedrückenden Belastungen Sie abstellen, ändern oder auf andere Personen mit umverteilen können. Machen Sie sich Listen und vermerken Sie darin, was wirklich unumgänglich ist und was nicht.
- Lehnen Sie Diskussionen oder gar Streitgespräche fürs Erste ab und weisen Sie dabei darauf hin, dass Sie sich gerade nicht gesund und fit fühlen. Verschieben Sie besonders auch ernste private Debatten, etwa über eine Trennung oder massive finanzielle Probleme, erst einmal auf einen Moment, in dem Sie sich wieder besser fühlen.

Entspannung macht den Magen gesund
All das Genannte kann Ihnen besonders auch im akuten Fall helfen – ergänzen lässt sich das jedoch optimal mit dem Ausüben bzw. dem Erlernen von Entspannungstechniken.
- Autogenes Training, Yoga, Atemübungen, Tai Chi, Meditation & Co. können Ihnen ebenso helfen, seelische Belastungen besser in den Griff zu bekommen, wie körperliche Bewegung.
- Gymnastik, Luftbäder und Kneipp'sche Wasseranwendungen entlasten Ihre Nerven und Ihre Psyche und damit auch den rebellierenden Magen.

Etwas Gutes für Ihren Magen können Sie tun, indem Sie regelmäßig meditieren. Denn es entspannt und hilft auf diese Weise mit, dass Ihr kranker Magen schnell wieder gesund werden kann.

Einfache Atemübungen zum Entspannen

Wenn Sie unter akuten Magenbeschwerden leiden und sich bewusst entspannen möchten, sind Atemübungen eine besonders lohnende und leichte Technik zur Selbsthilfe.

Die Wechselatmung

Beruhigend, entspannend und auch schmerzstillend wirkt beispielsweise die »Wechselatmung«, im Yoga eine der wichtigsten Grundtechniken.

1 So geht's:

Setzen Sie sich ruhig und gerade, aber bequem hin.

Halten Sie mit dem rechten Ringfinger das linke Nasenloch zu und atmen Sie durch das offene tief ein.

Verschließen Sie jetzt mit dem rechten Daumen das rechte Nasenloch, lassen Sie den Ringfinger los und atmen Sie durch das linke Nasenloch aus.

Beim Ein- und Ausatmen jeweils bis vier zählen. Wichtig dabei ist Konzentration – schließen Sie die Augen, wenn Sie sonst immer wieder abgelenkt werden, und führen Sie die Übung durch, solange sie Ihnen angenehm ist.

Der Atem-Armkreis

Eine andere Übung aus dem Yoga nennt sich Atem-Armkreis. Sie wirkt ebenfalls beruhigend und entspannend.

2 So geht's:

Stellen Sie sich dazu mit nackten Füßen locker und bequem auf eine dünne Matte oder den Teppich (beides muss rutschfest liegen!).

Heben Sie die gestreckten Arme nach vorn hoch, bis sie senkrecht nach oben zeigen. Atmen Sie dann langsam aus und senken Sie die Arme dabei ebenso langsam wieder über die Seiten nach unten.

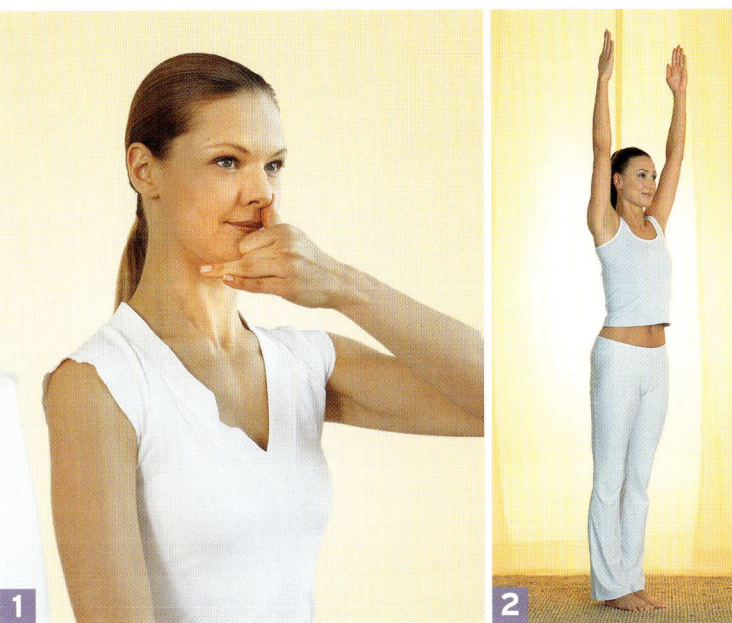

Etwas Gutes für Ihren Magen tun Sie mit den Atemübungen aus dem indischen Yoga. Sie sind leicht zu erlernen, reinigen Körper und Geist, erfrischen und entspannen zugleich.

Beim nächsten Einatmen heben Sie die Arme dann langsam von den Seiten gestreckt nach oben, beim Ausatmen diesmal entsprechend und über die Vorderseite wieder nach unten.

Besonders beim Yoga bestätigen mittlerweile nicht nur Studien aus dem Heimatland dieser spirituellen Entspannungspraxis, dass es nachweislich die Gesundheit fördert und tief entspannen kann. Auch westliche Forscher und Mediziner sehen Yoga zunehmend als Möglichkeit, körperliche und seelische Leiden effektiver zu behandeln. Dass Yoga sich positiv auf Magen und alle Verdauungsorgane auswirkt, steht bereits seit 85 Jahren fest. Denn dieses Ergebnis brachten die Studien von Swami Kuvalayananda, dem Gründer des Kaivalyadhama-Instituts in Indien. Er konnte nachweisen, dass bestimmte Praktiken einen Unterdruck erzeugen, der eindeutig positive Effekte für unseren Verdauungsapparat hat.

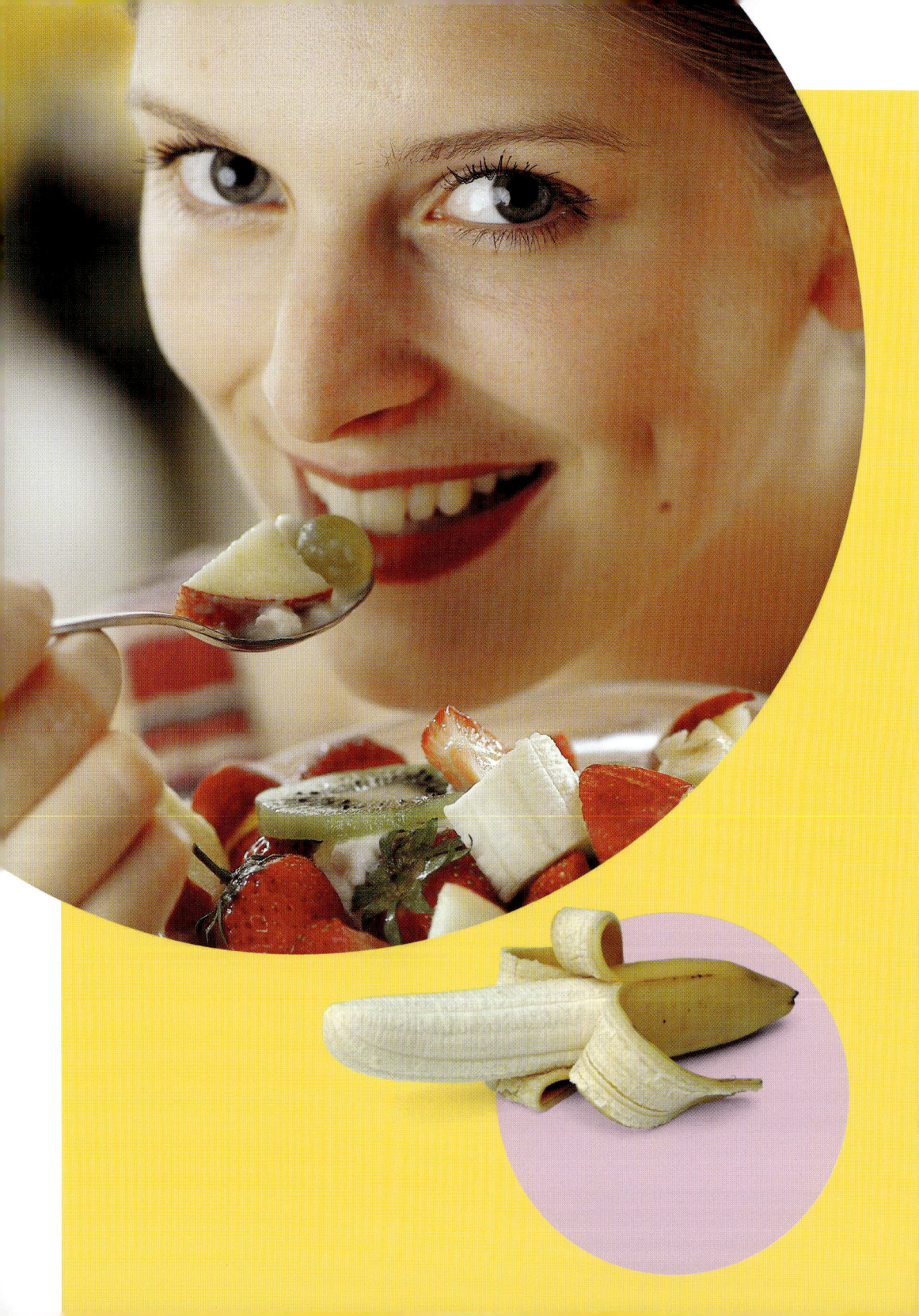

Gesund genießen –

magenfreundlich leben

In Maßen schlemmen statt verzichten

Sie haben gehört und gelesen, dass man mit einem sensiblen Magen auf Vieles verzichten muss? Vergessen Sie es! Denn Sie dürfen eigentlich alles essen und genießen, manches allerdings in sparsamen Mengen. Die wichtigste Regel lautet: Essen Sie immer nur das, was Sie mögen, und nur so viel, dass Sie sich dabei wohl, fit und gut fühlen. Wenn Ihnen einmal nach einem großen Eis ist, gönnen Sie es sich. Gelüstet es Sie ausnahmsweise nach einem richtig fetten Schweinebraten? Dann lassen Sie sich's schmecken (aber für alle Fälle ein Antazidum bereithalten).

Etwas Gutes für Ihren Magen tun Sie, wenn Sie sich an die goldenen Regeln des gesunden Genießens halten. Dann ist auch mal ein leckeres Eis erlaubt.

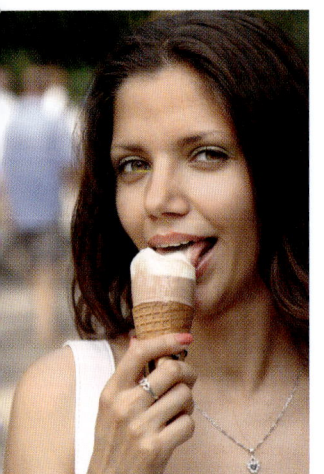

Hören Sie auf Ihren Bauch !

Sie selbst wissen viel besser als jeder Arzt, was Ihnen bekommt und was nicht. Hören Sie also im wahrsten Sinn des Wortes auf Ihren Bauch und nehmen Sie seine »Meldungen« wahr und auch ernst. Appetit auf ganz bestimmte Speisen bespielsweise dürfen Sie durchaus als »grünes Licht« werten: Wenn Ihnen bei dem Gedanken an ein Gericht das Wasser im Mund zusammenläuft, heißt das in aller Regel, dass Ihr Magen damit auch klarkommen wird.

Goldene Regeln für gesundes Genießen

Wollen Sie einen Reizmagen auf Dauer ruhiger stimmen oder Sodbrennen endlich für immer loswerden? Das ist gar nicht so schwer, wenn Sie die wichtigsten Regeln dafür kennen.

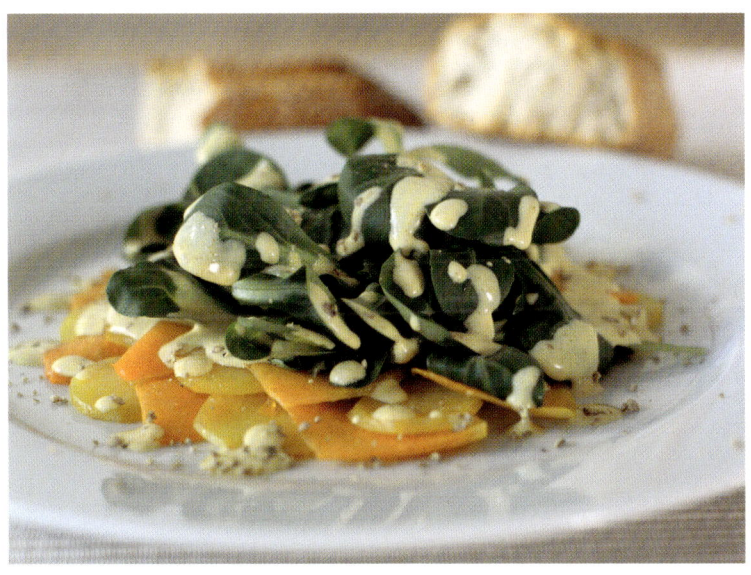

Etwas Gutes für Ihren Magen können Sie tun, indem Sie reichlich Frisches auf den Tisch bringen. Bei Salatsaucen sollten Sie darauf achten, dass sie nicht zu fett sind.

1. Essen Sie mit Genuss, aber bewusst: Der tägliche Speiseplan sollte reichlich frisches Obst, Gemüse und Salat beinhalten. Zwei bis drei Portionen Seefisch pro Woche sind empfehlenswert. Verzehren Sie rotes Fleisch nur in Maßen, ein- bis zweimal pro Woche genügt. Bei Fett unbedingt sparsam sein!

2. Verteilen Sie Ihr Essen auf viele, kleine Mahlzeiten und stellen Sie es so abwechslungsreich wie möglich zusammen. Je mehr verschiedene Nahrungsmittel Sie wählen, desto besser die Versorgung mit allen wichtigen Nähr- und Schutzstoffen.

3. Verzichten Sie auf alle Nahrungsmittel, nach deren Genuss Sie sich unwohl und gebläht fühlen bzw. wenn Sie merken, dass Sie z.B. Kohl oder Bohnen nicht gut vertragen.

4. Essen Sie weder sehr heiß noch eiskalt und würzen Sie nicht allzu stark. Wenn Sie Schärfe schlecht vertragen, lassen Sie scharfe Gewürze weg.

Etwas Gutes für Ihren Magen tun Sie, wenn Sie sich zum Essen ausreichend Zeit nehmen und bei Tisch möglichst nur Freundliches besprechen.

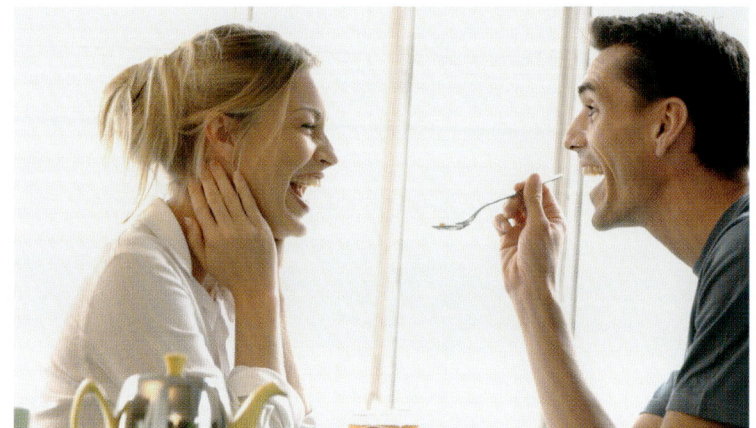

5. Als Zubereitungsarten bevorzugen Sie am besten Dünsten, Dämpfen oder Kochen, wo immer es geht. Braten, vor allem bei sehr starker Hitze, setzt wie Grillen magenunfreundliche Stoffe frei und führt dem Magen außerdem viel Fett zu.

6. Nehmen Sie sich fürs Essen grundsätzlich Zeit und Muße. Verbannen Sie den Fernseher aus dem Esszimmer und machen Sie es zur Regel, dass beim Essen keine Streitgespräche geführt werden.

7. Trinken Sie reichlich Mineralwasser, Kräuter- und Früchtetees sowie grünen und wenig schwarzen Tee. Kaffee können Sie in Maßen genießen, wenn er Ihnen gut tut. Trinken Sie Alkohol nur noch zu besonderen Anlässen und gleichen Sie ihn mit reichlich dazu getrunkenem Mineralwasser aus.

8. Geben Sie das Rauchen auf oder versuchen Sie zumindest, so wenig wie möglich zu rauchen.

9. Gewöhnen Sie sich daran, regelmäßig für Bewegung zu sorgen. Das kommt dem Magen schon deshalb zugute, weil Sport die Nerven entlastet und die Psyche ausgleichen kann.

10. Achten Sie auf Stressabbau und Entspannung. Absolvieren Sie einen Kurs in einer anerkannten Entspannungstechnik wie Meditation, autogenem Training oder Progressiver Muskelentspannung nach Jacobson (siehe S. 69). Solche Kurse bieten viele Psychologen in ihrer privaten Praxis an. Preiswerter und ebenfalls fundiert sind die Angebote der Volkshochschulen und einiger Gesundheitszentren.

11. Sorgen Sie für »Seelenbalsam«. Kummer und Ärger oder gar Depression schaden Ihrem Magen mindestens ebenso wie eine Helicobacter-Infektion oder eine säurelockende Ernährung. Gönnen Sie sich bewusst kleine und große Freuden und sprechen Sie sich bei belastenden Sorgen darüber aus. Bei schwerwiegenden Problemen kann eine Gesprächstherapie helfen.

12. Bauen Sie Übergewicht ab, das hilft auch dem Magen, der durch zu viele Kilos belastet und vor allem in seinen Funktionen eingeschränkt wird.

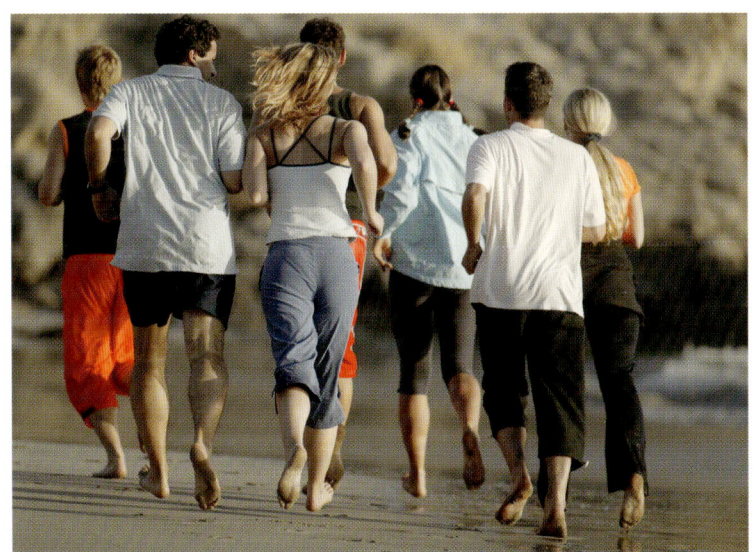

Etwas Gutes für Ihren Magen ist regelmäßige Bewegung, die Ihnen Spaß macht: Sport entspannt Nerven und Muskeln und sorgt so für ein ausgeglichenes Gemüt.

Wie viel Gewicht ist zu viel?

Bei einem zu hohen Body-Mass-Index steigt auch das Risiko für eine Krebserkrankung. Den Body-Mass-Index (BMI) errechnen Sie so: Multiplizieren Sie Ihre Körpergröße in Metern mit sich selbst (Beispiel: 1,62 × 1,62 = 2,62). Teilen Sie dann Ihr jetziges Gewicht in Kilogramm durch das Ergebnis (Beispiel: 68 kg: 2,62 = 25,9). Dies ist Ihr BMI.

Je nach Lebensalter und Geschlecht entscheidet sich, ob der BMI zu hoch und damit gesundheitsschädigend ist oder noch im gesunden Rahmen liegt. Die Richtwerte für einen ausreichend tolerablen BMI sehen Sie hier:

- 19 bis 24 Jahre: BMI 19 bis 24
- 25 bis 34 Jahre: BMI 20 bis 25
- 35 bis 44 Jahre: BMI 21 bis 26
- 45 bis 54 Jahre: BMI 22 bis 27
- 55 bis 64 Jahre: BMI 23 bis 28
- ab 65 Jahre: BMI 24 bis 29

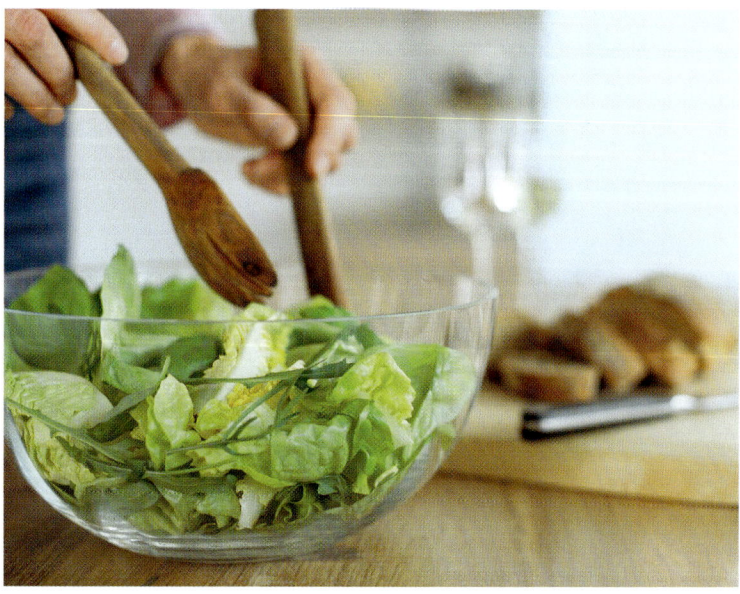

Etwas Gutes für Ihren Magen können Sie mit viel frischem Gemüse und würzigen Kräutern tun. So wird auch die magenfreundliche Küche zum kulinarischen Erlebnis.

Obst & Gemüse als Magenmedizin

Um unseren Magen auf die Dauer gesund und bei Laune zu halten, ist natürlich ungemein wichtig, was wir essen. Die Ernährungsweise gilt bei allen Experten als ein ganz wesentlicher Faktor nicht zuletzt bei der Bekämpfung von ernährungsbedingtem Krebs, also vor allem als Vorbeugungsmaßnahme gegen Magen- und Darmkrebs. Dass es da enge Zusammenhänge gibt, ist längst erwiesen.

Sie sind sogar noch weit größer als man früher schon annahm, wie u. a. japanische Studien zeigten. Die Forscher beobachteten die Essgewohnheiten von 265 118 Studienteilnehmern über 17 Jahre hinweg und verzeichneten alle Krankheits- und Todesfälle. Mit ebenso erstaunlichem wie eindeutigem Ergebnis: Probanden, die weder Alkohol tranken noch rauchten und außerdem mehrmals täglich frisches Gemüse und zusätzlich Obst aßen, lebten durchschnittlich zehn bis 15 Jahre länger als die anderen Teilnehmer. Die Sterblichkeitsrate für Herz-Kreislauf-Erkrankungen lag rund 54 Prozent, die für Krebserkrankungen sogar rund 60 Prozent niedriger als bei Gemüsemuffeln.

Tipps für die vitaminreiche Kost

- Schwelgen Sie also in knackig Frischem – die mittlerweile berühmte Regel »Fünf am Tag« sollte unbedingt beherzigen, wer Beschwerden mit dem Magen dauerhaft vorbeugen und dabei lecker essen möchte.
- Halten Sie sich an Gemüse und Früchte der Saison und kaufen Sie möglichst oft im Bioladen, um unnötige Schadstoffbelastungen zu vermeiden.
- Ob Brokkoli, Möhren, Porree oder andere Sorten: Dünsten Sie das Gemüse in Gemüsebrühe und wenig Butter – das vertragen

Etwas Gutes für Ihren Magen können Sie tun, wenn Sie Gemüse nur knapp gar dünsten. So bleiben Vitamine und wichtige Schutzstoffe am besten erhalten.

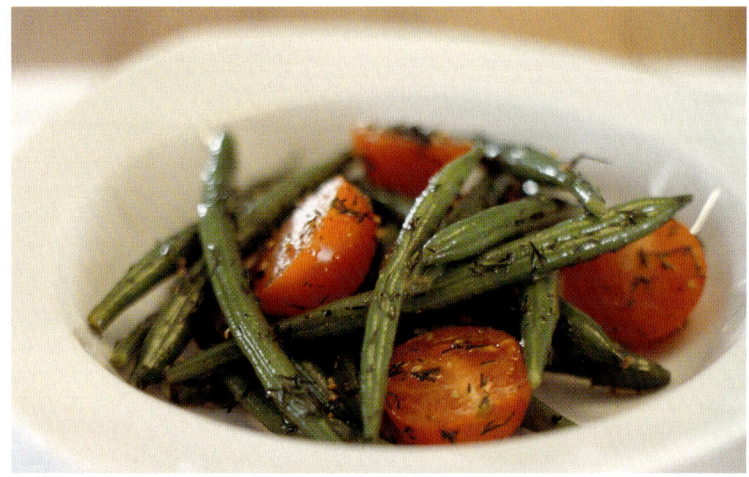

auch Menschen mit gereiztem Magen problemlos. Wer möchte, nimmt einfach mehr Brühe und püriert das weiche Gemüse darin. Nach Geschmack eventuell etwas Schlagsahne unterrühren und mit frischen Kräutern würzen - fertig ist eine Cremesuppe.

- Besonders gesund und auch lecker ist Rohkost - allerdings nicht bei akuten Magenbeschwerden, sondern eher zum Vorbeugen dagegen.

SPS - Wunderwaffe aus Gemüse und Obst

Wer an Leib und Seele gesund bleiben möchte, braucht die sogenannten SPS. Hinter dieser Abkürzung stecken rund 30 000 sekundäre Pflanzenstoffe. Dabei handelt es sich um Schutz-, Abwehr-, Farb-, Duft- oder Lockstoffe von Pflanzen, von denen noch gar nicht so lange feststeht, dass sie für uns von großer Bedeutung sind. Sekundäre Pflanzenstoffe tragen wesentlich dazu bei, dass unser Körper eine gute Immunabwehr hat, sich vor freien Radikalen (besonders aggressiven Teilchen) schützen und Krankheitserreger abtöten kann.

Im Gegensatz zu primären Pflanzenstoffen (Kohlenhydrate, Fette, Eiweiße, Vitamine, Mineralstoffe) haben sekundäre Pflanzenstoffe zwar keine Nährstoffeigenschaften für den Menschen. Dennoch üben sie nachgewiesenermaßen einen höchst positiven Effekt auf unsere Gesundheit aus. Nicht alle SPS und ihre Wirkungen sind erforscht; auch der Tagesbedarf ist noch nicht genau bekannt. Fest steht jedoch, dass die in Obst, Gemüse, Getreide und Hülsenfrüchten vorkommenden Stoffe für den gesamten Stoffwechsel wichtige Schutzfunktionen ausüben.

Wichtige sekundäre Pflanzenstoffe

Nicht nur, aber auch für den Magen sind SPS ein wichtiger Schutz, besonders gegen Krebs und entzündliche Prozesse.

Carotinoide

Diese pflanzlichen Farbstoffe kommen vorwiegend in roten, orangefarbenen und gelben Früchten und Gemüsesorten vor. Sie wirken nachweislich antioxidativ und vorbeugend gegen Krebs. Außerdem stärken Carotinoide das Immunsystem und senken das Risiko eines Herzinfarkts.

Flavonoide

Sie geben den Pflanzen eine rote, violette oder blaue Färbung und hemmen Entzündungen sowie das Wachstum von Bakterien und Viren. Darüber hinaus schützen sie vor freien Radikalen, beugen Krebs und Herzinfarkt vor und beeinflussen die Blutgerinnung positiv.

Glucosinolate

Dies sind Geschmacksstoffe, die in allen Kohlsorten sowie in Rettich und allen Kressearten zu finden sind. Sie beugen Infektionen vor und hemmen die Krebsentwicklung.

Etwas Gutes für Ihren Magen sind sekundäre Pflanzenstoffe. In Früchten und Gemüse kommen sie in rauen Mengen vor und sorgen für das appetitliche Aussehen dieser Nahrungsmittel.

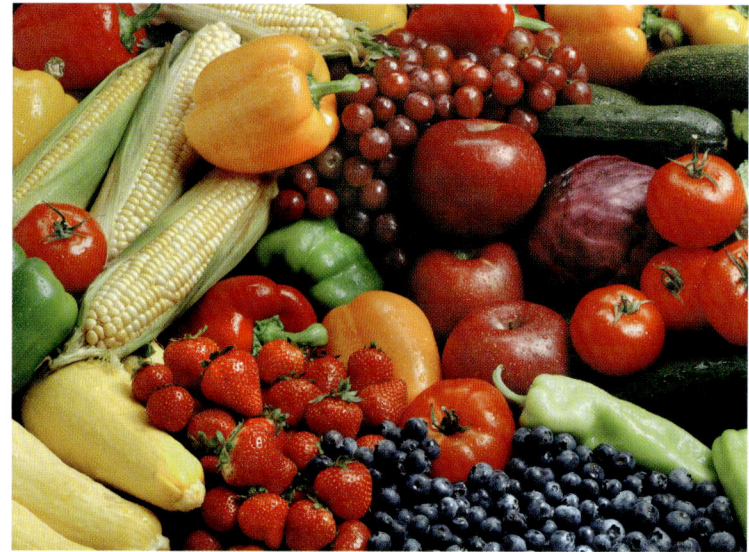

Phytosterine

Hierbei handelt es sich um natürliche Hormonbausteine, die vor Darmkrebs schützen und den Cholesterinspiegel senken können. Sie kommen vorwiegend in Nüssen, Sonnenblumenkernen, Sesam und in kalt gepressten Pflanzenölen vor.

Sulfide

Das sind schwefelhaltige Verbindungen, die vor allem in Liliengewächsen wie Zwiebeln, Porree (Lauch) und Knoblauch vorkommen. Sie hemmen das Bakterienwachstum, senken den Cholesterinspiegel und wirken vorbeugend gegen Krebs.

Terpene

Einige dieser wohlriechenden und wohlschmeckenden ätherischen Öle entspannen z. B. die Muskulatur von Magen und Darm. Andere wie beispielsweise die Terpene aus Thymian, Fenchel und Kümmel beruhigen gereizte Schleimhäute im Verdauungsapparat und vertreiben Blähungen.

Das mag der Magen:
Lebensmittel ohne Zusatzstoffe

Auch wenn die meisten Zusatzstoffe unbedenklich sind: Manche
können vor allem bei dafür Sensiblen für Magen- und Darmbe-
schwerden sorgen. Wenn Sie jedes Risiko vermeiden möchten
und Wert auf naturbelassene Ernährung ohne Zusatzstoffe legen,
sollten Sie sich bei Bionahrungsmitteln bedienen. Ansonsten
greifen Sie möglichst oft zu den hier aufgeführten Lebensmitteln:

- frisches Gemüse und Obst
- frische Pilze
- Hülsenfrüchte
- Milch, Molke
- Kefir (ohne Frucht)
- Sauermilch (ohne Frucht)
- Crème fraîche
- Quark (nur pur)
- Getreide und -flocken
- Honig
- reines Pflanzenöl
- frische Keime und Sprossen

- Kartoffeln
- Nüsse und Kerne (ungeröstet und ungewürzt)
- Naturjoghurt (ohne Frucht)
- Buttermilch (frisch und ohne Frucht)
- saure Sahne
- Schlagsahne
- Eier
- Reis
- Nudeln (getrocknet)
- Butter

Azofarbstoffe in Lebensmitteln

Zugegeben, farblose Puddings oder Süßigkeiten verlocken die
wenigsten von uns. Dass Farben den Appetit anregen, weiß auch
die Lebensmittelindustrie: Die in Früchten, Gemüsen und anderen Nahrungsmitteln vorhandenen natürlichen Farbstoffe reichen
bei der industriellen Verarbeitung aber oft nicht aus, sodass bei
der Herstellung oder Lagerung von Getränken, Konfitüren, Süß-
speisen, Joghurts, Fertiggerichten usw. oft Farbverluste entstehen. Nachfärben ist also durchaus sinnvoll und in aller Regel auch
gesundheitlich nicht bedenklich. Vor allem dann nicht, wenn es
sich um natürliche oder »naturidentische« Farbstoffe handelt.

Etwas anders sehen das viele Experten bei den Azofarbstoffen – ausgerechnet der umfangreichsten und bedeutendsten Farbstoffgruppe in Lebensmitteln. Nicht nur Verbraucherschützer merken immer wieder an, dass diese Stoffe noch zu jung sind, als dass man wirklich ihre langfristige Wirkung auf den Körper verlässlich einstufen könnte.

Achten Sie aufs Etikett: zugelassene Azofarbstoffe

Azofarbstoffe haben die seit Jahrhunderten verwendeten Pflanzenfarben im großen Rahmen abgelöst und werden heute auf der Basis von Erdöl hergestellt. Die in den EU-Ländern als Lebensmittelfärbungsmittel zugelassenen Azofarben gelten als weitgehend unbedenklich, auch wenn weiter viele Experten und Verbraucher daran zweifeln.

Immerhin weiß man zumindest bei einigen dieser Stoffe, dass sie bei empfindlichen Menschen Allergien auslösen können. Und einige US-Forscher halten Azofarbstoffe unter bestimmten Voraussetzungen möglicherweise für krebsauslösend. Endgültig beweisen konnte das bislang allerdings niemand; der Verdacht beruht lediglich auf Tierversuchen.

Wer Bedenken hat, Azofarbstoffe zu verzehren, kann sie durch einen Blick auf die Zutatenliste zuverlässig aufspüren. In der EU zugelassen sind derzeit insgesamt elf Azofarbstoffe für Lebensmittel:

- **Tartrazin (E 102)**
- **Sunsetgelb FCF, Gelborange S (E 110)**
- **Azorubin, Carmoisin (E 122)**
- **Amaranth (E 123)**
- **Ponceau 4R, Cochenillerot A (E 124a)**
- **Rot 2G (E 128)**
- **Allurarot AC (E 129)**
- **Brillantschwarz BN, Schwarz PN (E 151)**
- **Braun FK (E 154)**
- **Braun HAT (E 155)**
- **Litholrubin BK (E 180)**

Wie viel Fleisch tut dem Magen gut?

Den Zusammenhang zwischen einem erhöhten Risiko, an Magenkrebs zu erkranken, und dem häufigen Verzehr von rotem Fleisch
ist mittlerweile bewiesen (siehe dazu auch S. 46 f.). Experten raten daher grundsätzlich, es nur in kleinen Portionen und maximal
ein- oder zweimal pro Woche zu genießen und ansonsten vorwiegend Gemüse, Getreide, Kartoffeln, Hülsenfrüchte, Teigwaren
(Nudeln), Fisch, Eier und Geflügel zu essen.

Vorsicht vor krebserregenden Nitrosaminen

Wer seinen Magen vor Erkrankungen und Beschwerden schützen
will, sollte aber erst recht auf stark gesalzenes, gegrilltes und
geräuchertes Fleisch – inklusive Wurst – weitgehend verzichten.

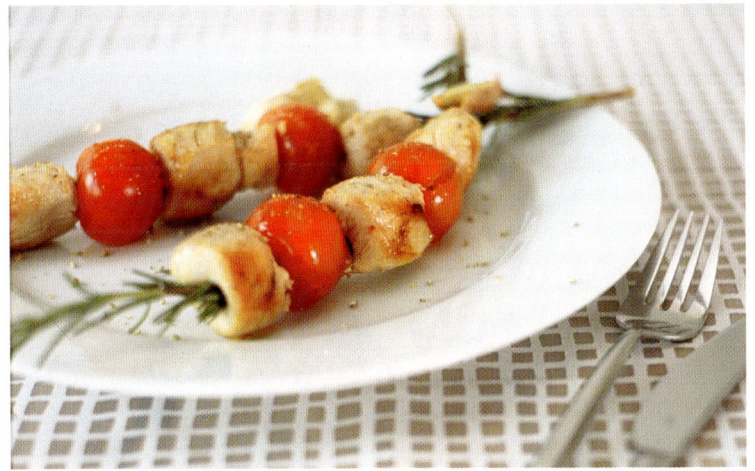

*Etwas Gutes für Ihren
Magen können Sie im
Sommer tun: Legen Sie
möglichst kein rotes
Fleisch auf den Grill,
vor allem kein geräu-
chertes oder gepökel-
tes. Genießen Sie lieber
helles Fleisch oder Ge-
müsespieße.*

Diese Produkte enthalten Nitrat- und Nitritsalze (zur Haltbar-
machung und für den typischen Geschmack), die der Körper in
krebserregende Nitrosamine umwandelt, und gelten daher als
Risikofaktoren für eine Magenkrebserkrankung.

Forscher haben beobachtet, dass Magenkrebserkrankungen zu-
rückgingen, als Einsalzen, Pökeln oder Räuchern als Konservie-
rungsmethoden seltener wurden. Sie vermuten einen unmittel-
baren Zusammenhang zwischen beiden Entwicklungen.

*Etwas Gutes für den
Magen kannten schon
unsere Urahnen: Ge-
würze. Sie machen die
Speisen bekömmlicher
und leichter verdaulich.
Teilweise lindern sie
sogar akute Magen-
beschwerden.*

Während Nitrat selbst ungiftig ist, schädigt Nitrit in größeren
Mengen unsere Gesundheit. Besonders gefährlich, weil nachweislich krebserzeugend, sind die Nitrosamine: Sie entstehen bei
der Kombination von Nitrit mit bestimmten Eiweißen (Aminen).
Da das Gesundheitsrisiko mit hohen Temperaturen bei der Zubereitung nochmals stark steigt, sind Nitritpökelsalze für Bratwurst
und Grillwürste inzwischen verboten. Aus demselben Grund hält
man sich besser auch an die Empfehlung, mit Nitritsalzen behan-
delte Nahrungsmittel (z. B. Kasseler, Schinken, Salami) nur kurz
und bei mäßiger Temperatur zu erhitzen, möglichst nicht zu
braten oder zu grillen und sie auch nicht mit Käse oder anderen
eiweißreichen Nahrungsmitteln zu kombinieren.

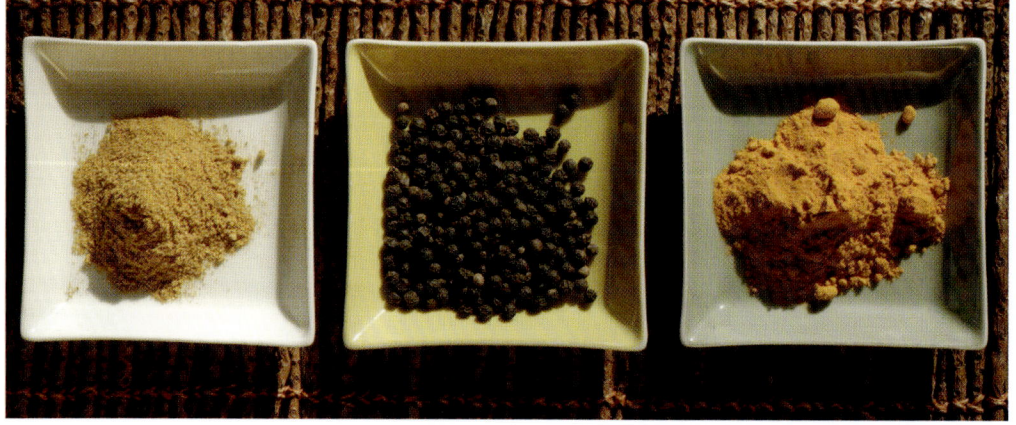

Gewürze: gut für Gaumen und Magen

Natürlich wird man nicht gerade zu Cayennepfeffer greifen, wenn man an Magenschmerzen leidet – dabei könnte das sogar helfen! Denn Schärfe beeinflusst die Schmerzrezeptoren, sodass man weniger vom Schmerz spürt. Dennoch gilt zurecht als Regel, dass man Scharfes besser meidet, wenn man unter akuten Beschwerden leidet.

Gewürze für eine bessere Verdauung

Zur Vorbeugung und Magenstärkung hingegen sind Gewürze praktisch jeder Art hervorragend geeignet, denn sie machen unser Essen generell bekömmlicher und wirken oft verdauungsfördernd.
Das vermutete oder ahnte man zwar schon vor Tausenden von Jahren, doch mittlerweile ist diese Erkenntnis auch wissenschaftlich durch Studien abgesichert. Forscher der Ludwig-Maximilians-Universität (LMU) sowie der Technischen Universität in München entdeckten vor kurzem, dass die Rezeptoren (Andockstellen) für Thymol und Eugenol, die Aromastoffe des Thymians und der Gewürznelken, nicht nur in der Nase vorkommen, sondern auch in den sogenannten Sensorzellen der Schleimhaut im Magen-Darm-Trakt.
Die Wissenschaftler stimulierten diese Sensorzellen mit den Gewürzen und konnten dabei eine Erhöhung der Kalziumkonzentration in den Zellen feststellen. Das wiederum sorgt für eine Freisetzung des Botenstoffs Serotonin, der u. a. die Sekretion von Verdauungssäften und auch die Muskelbewegungen im Verdauungsapparat steuert.

So können Sie Sodbrennen vermeiden

Vorbeugen ist besser als heilen, das gilt speziell bei Sodbrennen. Wer diese Folge einer überhöhten Magensäureproduktion möglichst schon im Vorfeld ausbremsen und vermeiden will, kann das mit den folgenden einfachen Tricks tun.

Tipps zur Vorbeugung gegen Sodbrennen

- Statt üppiger Mahlzeiten mehrere kleine über den Tag verteilen; als Zwischenmahlzeiten Obst oder einen Joghurt essen.
- Nehmen Sie abends grundsätzlich nur Leichtes und gut Bekömmliches, keine fetten Gerichte und auch keine allzu üppigen Portionen zu sich. Lassen Sie zwischen der letzten Mahlzeit und dem Zubettgehen mindestens drei Stunden vergehen.
- So wenig wie möglich rauchen und Alkoholisches trinken – am besten gar nicht! – und auch bei Süßem zurückhalten.

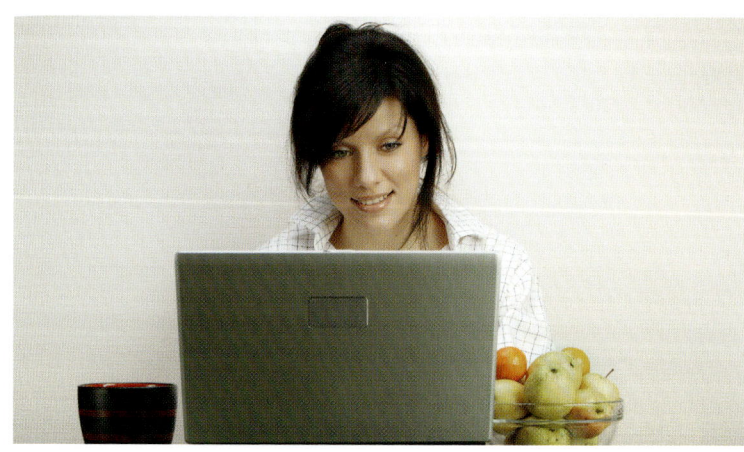

Etwas Gutes für Ihren Magen tun Sie, wenn Sie sich öfter eine kleine Zwischenmahlzeit gönnen, z. B. Obst. Denn ein leerer Magen reagiert schnell mit Sodbrennen oder Schmerzen.

- Mit dem Kaffeekonsum sollten Sie es keinesfalls übertreiben – richten Sie sich danach, ab welcher Dosis Sie spürbar mehr Magensäure produzieren. Das können je nach Veranlagung ein bis zwei oder auch deutlich mehr Tassen sein.

Noch mehr Tipps für einen entspannten Magen

- Geizen Sie mit Sahne bei der Zubereitung von Gerichten. Manchmal lässt sich ein Teil der Sahne durch Milch ersetzen. Saucen werden auch ohne Sahne köstlich und sämig, wenn Sie bei Schmorgerichten mitgegartes Gemüse am Schluss fein pürieren.
- Für Salate möglichst keine Mayonnaise und auch keine Sahnedressings nehmen, sondern durch eine Vinaigrette aus Olivenöl und Essig ersetzen. Als Ersatz für Mayonnaise kann man sehr gut eine Mischung aus fettarmem Joghurt und fettreduzierter Salatcreme verwenden.
- Achten Sie auf versteckte Fette: In den meisten herkömmlichen Wurstsorten befinden sich besonders viele davon. Essen Sie lieber mageren Kochschinken, fettreduzierte Sorten oder Geflügelaufschnitt.
- Bei Fruchtsäften sollten Sie auf den Zuckergehalt achten und vorzugsweise Produkte ohne Zuckerzusatz wählen.
- Vorsicht auch bei allzu viel tierischem Eiweiß: Mancher verträgt z. B. Krusten- und Schalentiere nur in relativ geringen Mengen und reagiert empfindlich auf größere Portionen von Shrimps, Garnelen oder auch Muscheln.

Und was ist unterwegs ...?

Wer häufig auf Achse ist, z. B. aus beruflichen Gründen, hat es oft besonders schwer, wichtige Regeln – wie Essen mit Muße und ganz in Ruhe – zu beherzigen. Und wenn man ins Ausland in den Urlaub fährt, kann es auch vorkommen, dass man Verlockungen erliegt, die der Magen im wahrsten Sinn des Wortes übel nimmt.

Etwas Gutes für Ihren Magen können Sie auch im Urlaub tun: Wenn Sie einen sensiblen Magen haben, sollten Sie es mit ungewohnten kulinarischen Wonnen nicht übertreiben. Genießen ja, aber nur in Maßen!

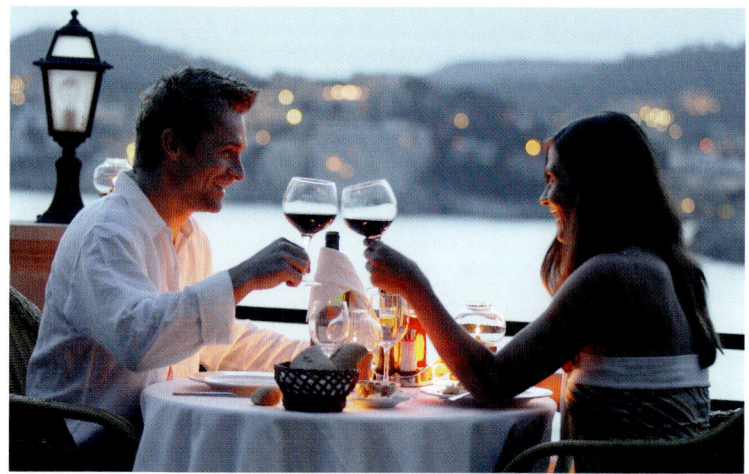

Sensible müssen vorsichtiger sein

Ganz besonders gilt das natürlich für alle, die einen leicht gereizten Magen haben, also von Haus aus empfindlich reagieren. Völlegefühl, Übelkeit oder Sodbrennen können die Folge sein, wenn Sensible in fremden Küchen allzu sorglos und üppig schlemmen.

- Denn zum einen können manche Zutaten und Zubereitungsarten wie ein kleiner Kulturschock auf den daran nicht gewöhnten Magen wirken.
- Zum anderen neigen wir wohl alle dazu, gerade in den Ferien auch und speziell beim Essen und Trinken einmal »fünf gerade sein« zu lassen. Der Mix aus ungewohnt üppigen Mahlzeiten, dem täglichen Wein zum Essen, dem Eis am Strand und scharfen Gerichten aus mehr oder minder exotischen Zutaten macht es fast schon wahrscheinlich, dass der Magen dann mit einer Überproduktion von Säure reagiert.

So beugen Sie vor

Die beste Vorbeugung auf Reisen und im Urlaub für alle, deren Magen leicht sensibel und mit Sodbrennen reagiert, sieht folgendermaßen aus:

- Probieren Sie ruhig von allem, worauf Sie Appetit haben. Aber nehmen Sie erst einmal kleinere Portionen, um auszutesten, wie Ihr Bauch die ungewohnte Kost annimmt.
- Gleichen Sie fettes oder sehr scharfes Essen damit aus, dass Sie – wie es im Süden ja ohnehin üblich ist – Brot dazu knabbern, um die Magensäure von vornherein zu neutralisieren.
- Trinken Sie zum Essen und zusätzlich zum Wein immer reichlich stilles Mineralwasser. Es kann sowohl den Alkohol als auch Fett und Schärfe neutralisieren.
- Gibt es im Hotel mehrgängige Menüs, dann essen Sie von jedem Gang nur so viel, dass Sie am Ende des Essens satt, aber nicht »voll« sind. Verzichten Sie eventuell auf einen Gang, z. B. den Nachtisch. Bietet man Ihnen ein opulentes Büfett, fällt es Ihnen sicher schwer, nicht bei allem herzhaft zuzugreifen. Dennoch lohnt sich manchmal ein Verzicht – Ihrem Magen zuliebe. Nehmen Sie also von allem nur jeweils ein Häppchen.

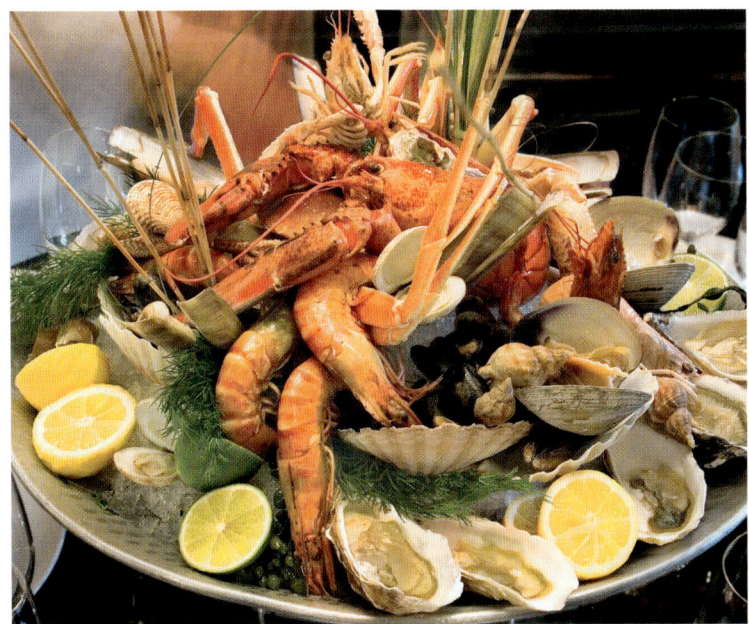

Etwas Gutes für Ihren Magen finden Sie an den meisten Hotelbufetts. Lassen Sie es sich schmecken, aber probieren Sie erst einmal, ob Sie die Speisen auch gut vertragen.

Zuhause und unterwegs: Hygiene ist das A und O

Dass Sie in der eigenen Küche darauf achten, nur saubere Schwämme und Lappen zu benutzen, Tiefkühlflüssigkeit wegzuschütten oder nicht mehr ganz Frisches im Zweifelsfall wegzuwerfen – davon gehen wir einfach einmal aus. Diese grundlegenden Hygienemaßnahmen sind wie häufiges Händewaschen beim Zubereiten und vor dem Essen von Speisen unverzichtbar, um eine bakterielle Infektion des Magens zu vermeiden.

Auf Reisen bzw. unterwegs ist es natürlich nicht ganz so einfach, sich auf Sauberkeit zu verlassen. In fremde Küchen können Sie ja schlecht hineinschauen – darum kann es keinesfalls schaden, ein paar wichtige Regeln zu beachten, wenn Sie anderswo essen:

Etwas Gutes für Ihren Magen tun Sie, wenn Sie auf Reisen darauf achten, dass im Restaurant Geschirr, Besteck & Co. wirklich sauber sind. Schmutzreste machen zurecht misstrauisch in Hinblick auf ausreichende Hygiene.

- Der Schein entspricht in diesem Fall oft dem Sein: Man sieht es einem Restaurant durchaus an, ob dort heiß genug und mit ausreichend Spülmittel abgewaschen und auch sonst alles tipptopp gehalten wird. Achten Sie auf sauberes Geschirr und Besteck sowie reine Tischwäsche und Gläser ohne schmierige Stellen.

- Essen Sie nur durchgegartes Fleisch und Geflügel und möglichst auch keine nicht hart gekochten Eier. Wenn etwas »komisch« riecht, reklamieren oder im Zweifelsfall stehen lassen.

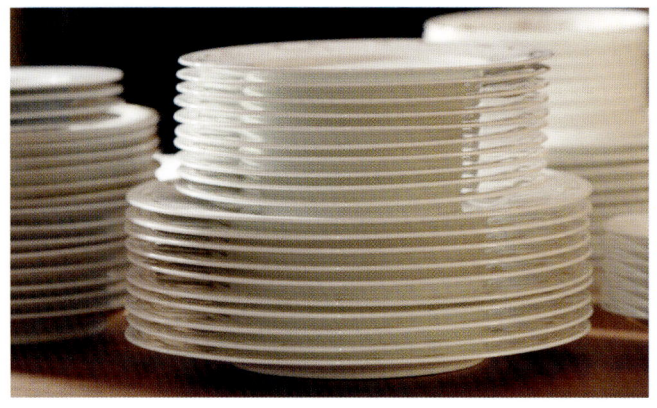

- Speisen, die mit rohen Eiern zubereitet werden, sind besonders bei hohen Temperaturen nicht ohne Risiko, denn darin könnten sich Salmonellen rasant vermehren. Verzichten Sie darum lieber auf Tiramisu, frisch hergestellte Mayonnaise oder süße Schaumspeisen.

Nützliche Adressen

- Gastro Liga e.V.
  Friedrich-List-Straße 13
  35398 Gießen
  Tel.: 0641/974 81-0
  Fax: 0641/974 81-18
  geschaeftsstelle@gastro-liga.de
  www.gastro-liga.de
- Deutsche Gesundheitshilfe Magen
  und Darm e.V.
  Hausener Weg 61
  60489 Frankfurt am Main
  Tel.: 069/789 47 47
  Fax: 069/78 77 00
  info@gesundheitshilfe.de
  www.gesundheitshilfe.de/
- Deutsche Gesellschaft für
  Ernährung e.V.
  Godesberger Allee 18
  53175 Bonn
  Tel.: 0228/37 76-600
  Fax: 0228/37 76-800
  webmaster@dge.de
  www.dge.de
- Berufsverband der Yogalehrenden in
  Deutschland e.V.
  Jüdenstraße 37
  37073 Göttingen
  Tel.: 0551/488 38 08
  Fax: 0551/488 38 60
  info@yoga.de
  www.yoga.de

Internet-Adressen

- www.bio-markt.info/ (Adressen von
  Biosupermärkten bundesweit)
- www.dgvs.de (Ansprechpartner, Kon-
  taktadressen, Links und Informationen
  rund ums Thema Verdauung)
- www.helico.com (Helicobacter Foun-
  dation; englischsprachige Informa-
  tionsseite des Entdecker des Helicobacter pylori Dr. Barry Marshall)
- www.plicator.de (Adressen und Infos
  zur Operation mit dem Plicator)
- www.therapeuten.de (Adressen und
  Infos zu Atemtherapien)

Literaturtipps

- Caspary, Wolfgang F./Mössner,
  Joachim/Stein, Jürgen: Therapie
  gastroenterologischer Krankheiten.
  Springer
- Gruber, Karin: Schluss mit Sodbrennen.
  Verlagshaus der Ärzte
- Koelle, Katrin: Das tut dem Darm gut.
  BLV
- Koelle, Katrin: Lebenselixier Wasser.
  BLV
- Zylla, Amiena/Mießner, Wolfgang:
  Yoga Basics. BLV

Antazida 23, 50 f., 55
Angst 30, 66
Alkohol 17, 21, 28, 32, 37, 43,
    47, 54, 61, 63, 66, 76, 88, 91
Antibiotika 38 ff., 52
Appetitlosigkeit 28, 33, 37
Asthma 12, 21 f., 55
Atemtest 33, 41
Atemübungen 70
Azofarbstoffe 83 f.

Bauchkrämpfe 56, 62
Bauchschmerzen 12, 23, 43
Belastungen, seelische 28, 30,
    34, 69
Blähungen 28, 51, 59, 62, 82
Body-Mass-Index (BMI) 14 f., 78
Brechreiz 37, 63
Brot 53, 65, 91

Depressionen 17, 77
Dyspepsie, funktionelle 30

Eiweiß 9, 28, 63, 81, 86, 89
Eisenmangel 43, 47
Entspannung 69 ff., 77
Eradikation 38, 41, 43, 45
Erbrechen 12, 17, 28, 33, 61 ff.
Ernährung 13, 29 f., 47, 66, 77,
    79, 83
Essen, scharfes 17, 35, 61, 75,
    87, 90 f.

Fieber 61
Fleisch 46 f., 63, 75, 85 f., 92

Gastritis 35 ff., 50, 64, 66
    - akute 28, 35, 56, 63, 65
    - chronische 33, 35 f., 38, 45
Gastroskopie 17, 22, 30
Gemüse 32, 47, 75, 79 ff., 83,
    85, 89
Gewürze 58 f., 75, 87

Helicobacter pylori 36 ff., 45 ff.,
    77
Hygiene 47, 92

Joghurt 53, 83, 88 f.

Kaffee 43, 54, 76, 89
Kamille 57 ff., 62
Kartoffelsaft 53
Kehlkopfentzündung 12, 22
Kohlensäure 17, 54
Kräuter 58 f.
Krebsrisiko 20, 45, 47

Leinsamen 60

Magen, gesunder 8 ff., 13
Magenausgang 8 f.
Magen-EKG 34
Magengeschwür 36 ff., 63, 66
Magenkrebs 39 ff., 45 ff., 85 f.
Magenmotorik 30, 33
Magensäure 11 f., 16, 19, 22 f.,
    28 f., 32, 34, 37, 39, 43 f.,
    50 f., 52 ff., 88 f., 91
Magenschleimhautentzündung
    28, 35 ff., 46, 59
Magenschmerzen 56 ff., 87
Magenspiegelung 16 f., 20, 45,
Magenwickel 57
Milch 32, 52, 83, 89
Mineralwasser 54, 62, 76, 91
Mundgeruch 33

Nahrungsmittelunverträglichkeiten
    30
Natron 51
Nikotin 17, 28, 37
Nitrat 86
Nitrit 86
Nitrosamine 85 f.
Nüchternschmerz 44

Oberbauchbeschwerden 12,
    28 f., 33, 43, 56
Obst 32, 47, 75, 79 ff., 88

Pepsin 9
Peristaltik 10, 33
Pförtner 9, 13, 17
Plicator 23

Protonenpumpenhemmer 22, 44,
    55
Psyche 29, 66, 69, 76

Reflux 11 f., 13 ff., 19 f., 20 ff.,
    51, 55
Reis 53
Reizmagen 30 ff., 56, 59, 63, 66
Rheuma 42
Röntgen 16, 30
Rohkost 80
Rollkur 57 f.

Salzsäure 9, 11, 43 f.
Säureblocker 22, 40, 44, 52
Schluckbeschwerden 19 f.
Schmerzmittel 66
sekundäre Pflanzenstoffe 80 ff.
Speiseröhre 9, 11 ff., 16 ff., 19,
    34, 55
Speiseröhrenkrebs 19 ff.
Seele 29, 66 f., 77
Stress 17, 28 f., 30, 32, 34, 37,
    43, 66, 77
Sodbrennen 11 ff., 33, 50, 52 ff.,
    74, 88 ff.
Süßholz 59

Tee 59 f.
Triple-Therapie 38, 42 f., 46

Übelkeit 28, 33, 37, 43, 58,
    61 ff., 90
Übergewicht 14 f., 77

Völlegefühl 22, 33, 43, 51, 59,
    90
Vorbeugung (Reise, Urlaub) 92

Wärme 56 f.

Yoga 69 ff.,

Zucker 28, 89
Zusatzstoffe 83 f.
Zwölffingerdarmgeschwür 36 f.,
    38, 45

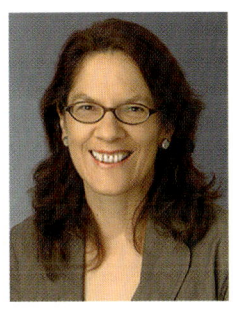

Autorin

Katrin Koelle hat sich nach dem Studium als Redakteurin auf Ernährungs- und Wellnessthemen spezialisiert. Sie hat bereits mehrere Sachbücher in diesem Bereich veröffentlicht und lebt heute als freie Journalistin und Autorin in Hamburg.

**Bibliographische Information
der Deutschen Bibliothek**

Die Deutsche Bibliothek verzeichnet diese Publikation in der Deutschen Nationalbibliographie; detaillierte bibliographische Daten sind im Internet über http://dnb.ddb.de abrufbar.

BLV Buchverlag GmbH & Co. KG
80797 München

© 2008 BLV Buchverlag GmbH & Co. KG, München

Hinweis

Das vorliegende Buch wurde sorgfältig erarbeitet. Dennoch erfolgen alle Angaben ohne Gewähr. Weder Autorin noch Verlag können für eventuelle Nachteile oder Schäden, die aus den im Buch vorgestellten Informationen resultieren, eine Haftung übernehmen.

Bildnachweis:

A1pix: S. 40, 76; Archiv BLV: S. 52; Bilderbox: S. 39; Eisenreich, Wilhelm: S. 48 u.; Fotolia.com (Christian Jung): S. 6 u.; Fotolia.com (Eric Gevaert): S. 5, 26 u.; Fotolia.com (MacJoc): S. 72 u.; Getty Images: S. 6 o.; Hart, Sammy: S. 2, 71, 75, 78, 80, 85; Jupiter: S. 26 o.; Mauritius: S. 72 o.; Medicalpicture: S. 36, Panthermedia: S. 30, 60; Seer, Ulli: S. 16, 20, 29, 33, 43, 48 o.; 53, 54, 56, 57, 59, 62, 63, 66, 67, 68, 77, 82, 86, 90, 92; Shutterstock: S. 10, 15, 35, 38, 44, 46, 64, 74, 88, 91

Umschlaggestaltung: fuchs_design, München
Umschlagfotos: Vorderseite: Eisenreich (oben), stockfood (Mitte), gettyimages (unten); Rückseite: Ulli Seer, Einklinker: fotolia

Lektorat: Maritta Kremmler, Dr. Christiane Lentz
Herstellung: Ruth Bost
Layoutkonzept Innenteil: fuchs_design, München
Layout und Satz: Uhl + Massopust, Aalen

Gedruckt auf chlorfrei gebleichtem Papier

Printed in Germany
ISBN 978-3-8354-0388-8

Eine kleine Auswahl aus unserem großen Programm

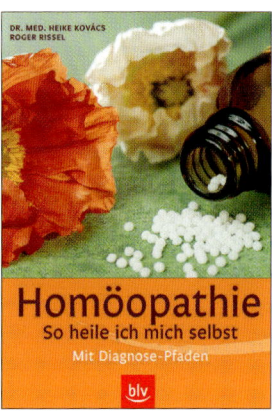

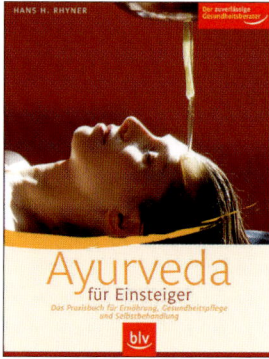

Hans H. Rhyner
Ayurveda für Einsteiger
Für den Alltag: die Grundlagen der ältesten überlieferten Heilkunst; einfache Behandlungen, auch für Einsteiger leicht selbst durchführbar; Ernährung, Gesundheitspflege, Selbstbehandlung häufiger Beschwerden.
ISBN 978-3-8354-0249-2

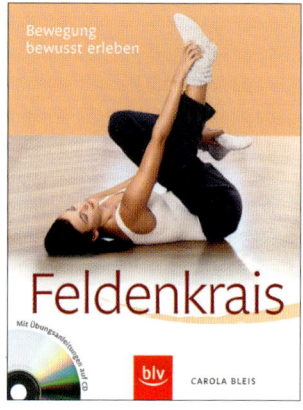

Dr. med. Heike Kovács/Roger Rissel
**Homöopathie –
So heile ich mich selbst**
Zur Selbstbehandlung mit Homöopathie – das Hausbuch für die ganze Familie: häufige Erkrankungen vollständig ausheilen; ganz einfach: ausgehend vom Symptom per Diagnose-Pfad das richtige Mittel finden.
ISBN 978-3-8354-0310-9

Dr. med. Cornelia Raab
TCM für Einsteiger
Zur Entspannung und gegen Alltagsbeschwerden: alle fünf TCM-Behandlungsarten in einem Buch – ein leichter Einstieg in alle Therapien; Grundlagen und Wirkung der Traditionellen Chinesischen Medizin.
ISBN 978-3-8354-0386-4

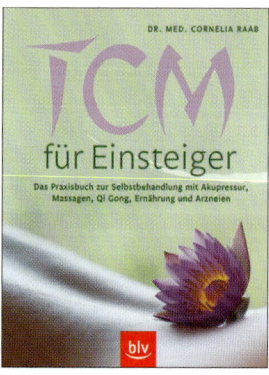

Xiaoheng He
Akupressur für Einsteiger
Einfach, effektiv und ohne Nebenwirkungen: Alltagsbeschwerden von A bis Z mit sanftem Fingerdruck selbst behandeln; Extra: 4 Kurzprogramme für Anti-Aging, Immunstärke, Raucherentwöhnung und innere Harmonie.
ISBN 978-3-8354-0251-5

Valeria Füchtner/Helga Petres
Kinesiologie
Die ideale Kombination aus Grundlagen der Traditionellen Chinesischen Medizin mit Ergebnissen neuester Stress- und Gehirnforschung: einfache Übungen zur sanften Selbstbehandlung, die den Energiefluss im Körper anregen, Blockaden lösen und die Selbstheilungskräfte aktivieren.
ISBN 978-3-8354-0250-8